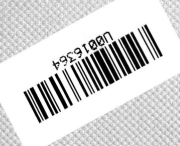

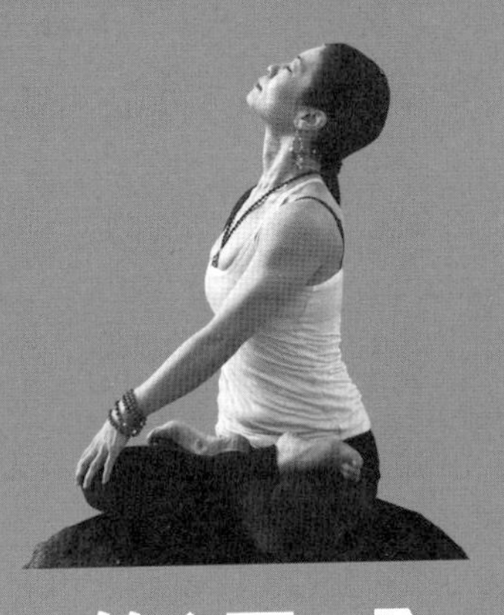

瑜伽，遇見真我的進行式

Rachel Tsai 著

這本書是奉獻給賜予我生命的母親，

以及孕育宇宙所有生命的母親——時間和自然。

〈推薦序〉

身心靈合一的瑜伽之路

瑜伽名師　湯乃珍

與Rachel老師的緣分，起始於在台北的瑜伽師資訓練合作。我們的背景很像，都是在台灣長大，赴美攻讀碩士，從而旅居國外，接觸瑜伽，並愛上瑜伽，然後因爲瑜伽的教授機會返台。在我倆寶貴相遇的進行式裡，我們有幸點亮彼此，相惜，相攜，分享眞我的芬芳品味。

Rachel老師是女神的化身，她可說是集十八般武藝於一身——從阿育吠陀、梵語、占星學、瑜伽傳承與哲學，到八肢串連瑜伽（Ashtanga Vinyasa Yoga）練習，展現出她明亮的性格、奉獻的修行、敏銳的覺知、專業的態度、清晰的洞見。她是斬斷幻影的迦梨（Kali，毀滅女神），是充滿智慧的薩拉斯瓦蒂（Sarasawati，辯才天女），是全心庇佑的拉克希米（Lakshimi，吉祥天女）。她的力量，因與眞我相連，源源不絕。

在瑜伽道路上，身心靈合一的如是觀照，與長期穩定的如實練習，讓我們眞切的體悟小我生命的獨特展現，與大我永恆的綿密相連。而瑜伽的練習，並非用來填補不足，或是變得「更好」。我們與生即具有完美、完全、完整的至上特質。這趟回歸眞我全知的瑜伽旅程，喚醒我們內在炙熱的勇士精神，全心經驗生命律動，全然擁抱萬物與彼此。讓我們聞到花朵的香氣，嘗到食物的甘甜，聽到音樂的悅耳，摸到衣料的柔軟，看到夕陽的美麗，種種感動，從心出發。這份向內的追尋，使屬於客體的生命物件或事件，扮演了如點火石般的媒介，點燃主體內在的不二眞我，擦亮純然的覺知與喜樂。

Rachel老師的瑜伽心得，像自由女神手中的火炬，充滿使命，熱情燃燒有限生命實相，一窺無限永恆眞我至上。謹此獻上〈戰勝死亡之咒語〉（*Maha Mrityunjaya Mantra*）給我的女神摯友，與所有的瑜伽同好：

Om（萬宗之源）
Asato Ma Sat Gamaya（領我從虛假到眞實）
Tamaso Ma Jyortir Gamaya（從黑暗到光明）
Mrityor Ma Amritam Gamaya（從有限生命到無限永恆）

Om（萬宗之源）

小檔案

湯乃珍老師是台灣唯一通過國際阿努薩拉瑜伽（Anusara Yoga）系統裡最高階認證階級的指導師，也是亞洲唯一可以用中文深入詮釋、教授阿努薩拉瑜伽的資深瑜伽老師。多年來跟隨數位大師學習和精進瑜伽體位法、調息和靜坐，融合成其豐富而細膩的教學風格，著有《愛上瑜伽》。

〈自序〉

瑜伽，眞正無上的自由

我在晨禱和鐘聲中甦醒，快速的梳洗過後離開下榻處往街上走去，此時東方的天空早已露出一線曙光。我漫步到河邊的石階，忽然間意識到自己又再次來到印度，這次到訪的是一個位在北印度恆河邊、印度最神聖的城市之一——瓦拉納西（Varanasi）。

根據記載，瓦拉納西有將近三千年的歷史，是世界上最古老的城市之一。它有另外一個我比較喜歡的名字，叫做「卡希」（Kashi）。卡希是「光」的意思，所以這座城市也被稱爲「光之城市」，相傳此處是濕婆神（Shiva）和祂神聖的妻子帕爾瓦蒂（Parvati）在人間的住處。濕婆神最爲人所知的是祂象徵的「毀滅」和「轉變」的能量，祂掌管宇宙的一切，如時間與空間，當然也包括了人類的壽命終期與誕生，即我們所謂的「轉世」。不論是追求知識的學生、瑜伽行者、眞理追求者或古典哲學家，對每個在瑜伽道路上探尋眞理的人而言，濕婆神的地位是無可取代的。

瓦拉納西不僅是個宜居之地，也是個最適合向人間告別的處所。印度人深信輪迴轉世之說，據說人如果有幸在此告別肉身，靈魂便能安然的到達恆河彼岸，沒有累世業障羈絆，從此便可以自生死輪迴中解脫。而造訪這座光之城市的旅程，就已具朝聖的意義。

現在，恆河的石階旁已因各式各樣活動的展開，而慢慢變得熱鬧起來。有些人正在向「濕婆林迦」（Shiva lingam，象徵濕婆神無窮創造能量的石柱）進行每日的朝拜儀式，他們繞行著石柱，同時向濕婆神獻上薰香和鮮花，並且奉上甜食；有些人則在恆河石階旁沐浴，雙手捧著恆河的水高舉過頭，面向東方默默祝禱，然後再把手中的水倒回恆河裡。儘管河邊有很多活動同時進行著，但整體氛圍卻是沉靜的，且充滿微妙動人的奉獻精神。

我向一旁賣花的小販買了些鮮花，向濕婆神獻上，並默唸我的禱文，然後坐在石階旁觀看一天的開始。坐在恆河邊的石階上迎接早晨，絕對是一天之中最美好的時光。金黃色的陽光像從天際傾倒出來的瓊漿玉液，喚醒並滋養世間的每一個生物，當地人稱爲「恆河之母」的河面，在陽光照耀下泛起一波波的漣漪。再過幾個小時，陽光便會逐漸轉趨熾熱，溫度直逼攝氏四十五度，屆時這裡就會像是被遺忘的廢墟般，空無一人。

等我在恆河邊觀賞一天的開始，並完成早課後，已約莫過了一個半小時。我開始在狹窄的街道巷弄，尋找熱騰騰、由米作成的美味印度薄餅（dosa）。最早愛上這道食物是因爲我曾多次到訪麥索（Mysore），一個位於印度南部、擁有悠久瑜伽傳承的城市。此時，我看到很多剛在河邊結束朝拜的人正要回家，還有更多換下傳統印度服裝與沙麗、穿著「普通」服裝（如學校制服、襯衫和長褲）的人，從家裡慢慢走出來，準備去上學和上班。

此時，唯一可以看得出來，他們不到一個鐘頭前還虔敬的進行向濕婆神朝拜的蛛絲馬跡，只剩下每個人額頭上、眉心中間稱爲「蒂拉」（tilak）的紅點。蒂拉的原料混合了印度植物香料磨成的粉末與檀香膏，用來奉獻給眾神，也用來在儀式結束時點在額頭上。它代表人們的第三隻眼睛，一方面提醒人們對濕婆神的崇敬，另一方面則提醒人們濕婆神一直存在於內心，無時無刻且無所不在的看顧著每個人。

如潮水般移動的人群、人力車、摩托車、腳踏車，以及在印度擁有崇高地位的牛群，於我的眼前穿梭。我站在路邊看著這片混亂，深深的吸了一口氣，嗅到了混合在空氣中的香料味、街邊小販飄來的食物味、人力車排放的廢氣味，不自覺的笑了開來。是的，這是我熟悉的印度。或許有人會以「紊亂無章」來形容眼前這番景致，但這何嘗不是活力洋溢、多采多姿的人生縮圖呢？

我在一家賣印度薄餅的攤位前停下腳步點餐，卻引來其他正在享用早餐的老少客人好奇的眼光。我用剛學不久的北印度方言向大家問候，並聊起當天的天氣，在場的每個人不禁笑了開來，接著又回頭吃自己的早餐。其中一個年紀很輕的男孩，開始用英文與我交談，我們便一邊啜飲印度奶茶，一邊聊天。

對於深愛印度的人而言，印度就像是自己的母親大地。自從多年前我第一次踏上印度這塊土地開始，她就像歡迎自己的小孩回家一樣，展開雙臂熱情的擁抱我。直到今天，她仍以慈愛、寬容與智慧來滋養我，從未間斷。

第一次前往印度旅行之前，我已經持續練習傳統哈達瑜伽（Hatha Yoga）有一段時間了，在每天的練習中，我的心中似乎有一株火苗慢慢的被點燃，就像聽到來自原始祖先的呼喚，督促著我啓程前往印度，即使當時並不明白，自己究竟要到印度尋找什麼。

喝完印度奶茶、正打算要付錢給茶販時，一直與我聊天的年輕男孩不理會我的抗議，堅持不收我的錢。他微笑著對我說：「妳是印度的女兒，對我來說，妳就像是我的姊姊。」他的話讓我楞了一下，我直視他的眼睛，然後心裡想著：「對呀，我當然是印度的女兒！否則爲什麼每一次來到印度，就像是個回到家的女兒般，受到熱烈歡迎的對待？」在謝過男孩的茶點款待後，我再次大步走回人潮裡，跟隨著眞理追求者、詩人、哲學家、宗教聖者，甚至佛陀世尊的足跡，繼續我在這個聖城的探索之旅。

每一次的印度之旅，幾乎都會發生像這樣以茶相待的眞誠情感交流。瑜伽以一種最神奇、最微妙，卻也最平凡的方式，向我顯現了一個無法否認的現象——每個人與其環境細微綿密的交纏連結是超越時空限制的。人們在世界上看似孤獨，卻又有著無限的關連；個人現實的形成，是從虛無而來，卻又充滿圓滿。練習瑜伽最終的目標，即是要經驗、看清、參透，超越這些表象並從中解脫，得到眞正無上的自由。

愛的存在　只為了消失在天空中
意念的存在　是為了學習人類已經成就的及已嘗試過的
神秘的存在不是為了被開解
當我們想看清什麼時
便會變得盲目

——波斯蘇菲神秘主義詩人　魯米

C O N T E N T S

C O N T E N T S

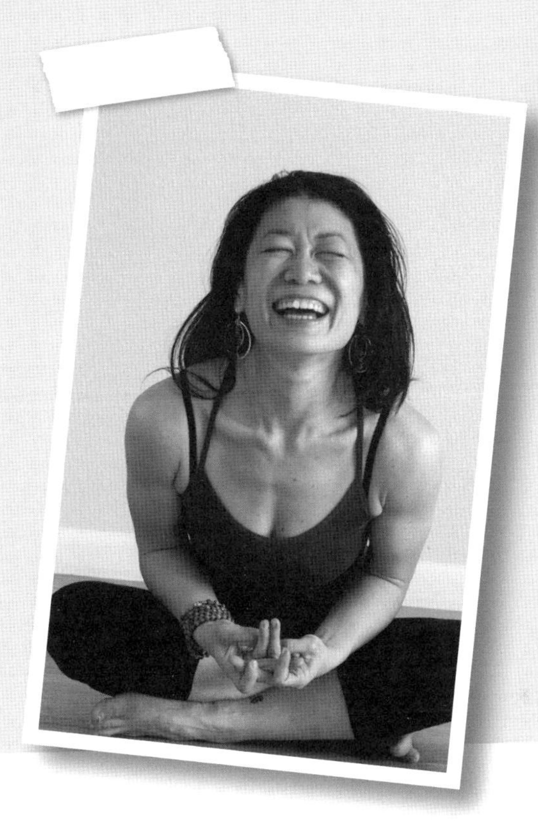

第一章

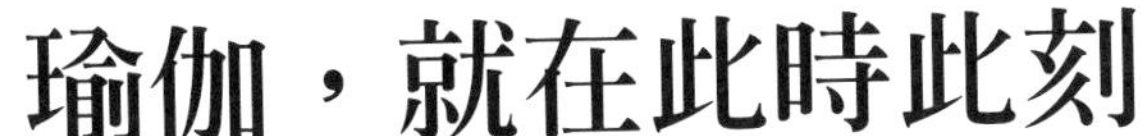

瑜伽，就在此時此刻

1 三十歲，改變隱然成形

掙開枷鎖，逃離眼前的生活

我們有多常問自己：「只要我能夠擁有『那樣』的生活，那該有多好？」所謂「那樣的生活」，指的可能是錢，可能是社會地位，可能是學術成就，或是良好的人際關係。想要擁有某些我們沒有的東西，改善我們的現況，或是身處在更好的環境、位置，這些事情聽起來似乎再自然也不過了。

從小在成長過程中，我給終懷抱著焦慮和莫名的急迫感。在當時台北最負盛名的女子高中就讀時，我別無選擇的留著和所有同學一樣的髮型，穿著同樣款式與顏色的制服，雖然我的制服代表了我的學業成績，但花樣年華的我，卻一點也不快樂。記得高中開學的第一天，我坐在教室裡看著窗外沉思，心想：「我這麼努力用功念書，只爲了通過入學考試，穿上這身令人引以爲傲的制服。但爲什麼現在的我，卻沒有預期中的歡欣鼓舞？」

爲了準備大學入學考試，我從國中開始展開只要醒來就不分日夜讀書的艱苦時期。經過六年的勤奮用功，好不容易通過考試，把埋首在索然無味的教科書裡死讀書的生活，遠遠拋在身後。這個結果，可說是人生中某種形式的勝利——當年參加大學聯考的考生裡，僅有約百分十五的人能擠進大學的窄門。

站在擺滿教科書與各式參考書的書架前，一股失落感油然而生。當我好不容易抵達考試競賽的終點、贏得大學入學的珍貴門票後，卻沒有感覺自己的人生因此變得更美好。因爲生命中最可貴的青春時光都虛度在無趣，甚至令人怨恨的教科書裡。

來自過去的學習與成長經歷中的一些潛意識，慢慢的開始浮現在我的腦海中，成爲揮不去的問題。我開始對許多事情提出質疑：什麼原因讓我們選擇了自己所做的選擇？可以選擇，代表我們所過的生活就是所謂的自由嗎？有一件事始終烙印在我的成長記憶中，並且成爲我「叛逆期」最關鍵的代表。

某天早晨，我一如往常，無聊的坐在教室裡，當時學校的擴音器正播放著孔子《論語》的章節。我開始觀察教室裡的其他同學在做什麼，發現有些人正在打瞌睡；有些人忙著修剪指甲、看漫畫或雜誌；有些人則專心準備著接下來的測驗，教室裡沒有半個人在聽擴音器播放的內容。坐在那間毫無生氣的教室裡的每個人，應當要過著青春洋溢、充滿活力與能量的人生；相反的，每個人都被局限在一個沒人想多待片刻的空間裡。

那一瞬間，憤怒籠罩了我。被迫坐在一個我片刻都待不住的空間裡，聽著自己無法認同的論點，著實令我感到生氣。我向自己許下承諾，一定要逃離這個令人窒息的生活，並且遠遠拋開社會重視的順從性與同質性。我渴望從這樣的環境裡得到釋放，最重要的是，獲得身心的自由。

想要逃離這種令人透不過氣的陰鬱生活的渴望，像一團火在我心裡燃燒。我深切的明白只有在學業上傑出的表現，才是獲得救贖的唯一方法。諷刺的是，這意謂著我必須埋首苦讀，努力在課業上勝過其他同學，而這正是當時最令我感到痛恨的事情。我的「脫困計畫」想要成功，就必須暫時過著自己最不想過的生活。

渴望挑戰，從改變現況開始

幾年後，我抵達美國加州洛杉磯機場，興奮的情緒中夾雜著不安，同時意識到強烈且明顯的恐懼感，而這正是我一直以來渴求的自由生活——從所有束縛我的文化與社會習俗的桎梏中解脫。為了逃離那些枷鎖，我來到了這個令人不知所措、對未來充滿不確定感、廣大且無拘無束的自由國度。

在正式結束碩士生活的第一年，我終於憑著自己的實力在異國找到工作。靠著一份過得去的薪水，我搬離校區，住進一個全新的城鎮。憑著自己的努力過日子，讓我感覺沒有辜負家人的期望。然而，當我舒適的坐在公寓的陽台，望著綠樹成蔭的山谷時，我依舊有種莫名的失落，以及對生活的某種渴求沒有被滿足的感受。

我逃離了原本傳統且壓抑的生活，來到異國變成新移民，努力追求一個看似穩定的生活，作為自己的獎賞，但不知為何，我努力爭取而來的生活，與我想像中令人感到驕傲與快樂的生活卻不盡相同。雖然心中對生活產生了疑慮，但直到一個迫使我不得不做出改變的關鍵時機來到之前，日子仍然繼續在一種安穩、自然的節奏裡進行著。

我不得不在以下選項中做出選擇：一，留在美國，成爲奮力追求綠卡的一份子；二，離開美國搬到香港，與當時的另一半重新建立新的生活。而我選擇了後者，這個決定看似十分清楚且直截了當，我深信有伴相隨的未來與新生活的冒險，將會比自己在美國擁有的安穩生活更値得從頭開始。

當時我就能輕易的明白，自己對於追求新挑戰的渴求，總是遠遠大過對於安定的需求。我無法阻擋那份排山倒海而來，認爲自己有能力打破既往、開創新局的欲望。那份深切眞誠的欲望，總令我想要多了解自己。但諷刺的是，當時的我根本不明白什麼叫做「多了解自己」。

轉換跑道，卻仍得不到自由

既然決定接受挑戰，迎向新生活，我便爲自己在南加州的生活畫上句點，來到香港。從維多利亞港往上放射的城市之光，是全世界最美麗、也最令人著迷的人工景觀——就好像對所有看著她光亮的人，承諾對方也可以擁有無盡的享受與充滿機會的生活。

經過一段短暫的調適期，我開始在香港島商業心臟地帶一棟地標大樓位居五十四樓的一家跨國公司上班。我把平底鞋換成走起路來會發出「喀喀喀」聲響的高跟鞋，脫下加州休閒風的衣服，換上看似精明幹練的上班族套裝。在這個環境裡，遇到的淨是一些衣著光鮮亮麗、野心勃勃、想要成功的人士，我被迫全神投入在充滿高度競爭力和活力的商場。

身處這樣的環境裡，我體內那股喜歡接受挑戰的欲望，在無形中達到最高點。我想要成爲這座城市的一份子，符合其價值觀，被認可爲所謂功成名就的人士。我認爲以我的條件——擁有美國名校的企業管理碩士學位、對東西方生活背景的了解、通曉最新的商業用語與一口流利道地的美式英語——一定能達到想要的目標。在這裡的每一個人都不眠不休的工作，朝著這座城市定義的「專業與高薪」的成功標籤邁進。

很快的，我陷入了「想要擁有什麼，有了之後還想要更多」的惡性循環，當時我在意的重點不在於追求的過程，而是所呈現的結果，生活中的其他事情早已微不足道，且可以任意被妥協、犧牲。

經濟上的成功帶給我自由的感受，從前那段剛畢業，時時刻刻爲了付房租、瓦斯、油錢而焦頭爛額的日子，早已離我十分遙遠。事業的成功慢慢讓我開始有能力購買並累積生活中的各種戰利品，而它們也一點一滴在家中築起一個我沒有察覺的隱形牢籠。

某天下班，我下渡輪後步行回家，白天開不完的會議已經令我感到非常疲憊，回家後還必須完成與美國東岸及英國的兩個視訊會議。我走在有大片窗戶、朝著海港的低樓層公寓區裡，不經意的抬頭往上看，發現所有窗戶裡的人都邊看新聞，邊吃晚餐。眼前這幅景象，讓我深深覺得每個家庭都像是另一個家庭的複製品，大家在同一個時間裡做同樣的事情。我感到十分震撼，同時也意識到自己回家之後，很可能也像他們一樣，過著我從窗戶裡看見的那種生活。

回到家後，我選擇不吃晚飯、不看電視，坐在陽台上望著碼頭邊成列的華麗遊艇和船隻，在月光下靜靜的停泊，並隨著海浪拍打上下波動。此時我回想起在加州生活的記憶片段。我經常和幾位好友一起到洛杉磯東邊，一座以美麗的沙漠景致、燦爛星空與一望無際曠野出名的約書亞樹國家公園裡的沙漠區露營。我最喜歡在天剛拂曉時聽著土狼的嚎叫聲起床，並藉著即將熄滅的營火餘溫來上一杯熱茶，享受晨光的寧靜時刻。雖然那段時間的生活並非完全無憂無慮，但是與志趣相投的朋友建立的深厚友誼，以及國家公園裡那片一望無際的曠野，卻成了我生命中創意和沉靜生活的來源。

自從我有意識的想要「開創自己的道路」之後，我便不斷努力的營造一個自己定義、建構的生活。當我來到三十歲的關頭，如果有任何想要的東西，就生活的種種經驗累積和實質的資源上來說，均可任我支配運用，而我也有絕對的自由可以有意識的選擇任何一種我想要的未來。但此刻我卻不想要任何東西，或者更精確的說，我明白這一次已不是任何一場冒險或經歷，就能夠滿足我對追求新奇事物的需求了。有些事情在我心裡已被打破，就像長期被關著的鳥，發瘋似的衝撞鳥籠想要逃脫一樣，那是一種充滿急迫性與立即性的感受。

紀伯倫曾在《先知》裡提到：「你的痛苦來自於你對事情認知的保護殼被逐漸打破。」生活裡好像缺少了什麼感覺，而這種缺乏感開始擴散到生活中的每個面向。工作上，我不再因爲某個頗受關注的專案而感到興奮或被激發鬥志，對於職位的晉升或美好假期也不會充滿期待。至少可以說，當時我疲於應付自己對現況的不滿，並且感到沮喪。我竭盡心力的想要找到一條出路，來減輕日益增長的不滿。我試著投入新的活動，如自由搏擊、室內攀岩、利用工作空檔去護膚芳療中心，甚至還想滿足自己考慮很久的事情——養一隻新的小狗。

我知道自己必須經歷煎熬，才能找到改變自己的眞正之鑰。此刻的內心就像北極冰洋上浮著的巨大冰塊，從底層開始慢慢溶化，表面上看來平靜無波，但底下卻一點一滴的流失，速度雖然緩慢，卻穩定持續的進行著。人是無法隱藏冰層溶化的事實，甚至無法阻止它溶化的速度，無論我們喜不喜歡，它就是正在溶化。

當我第一次踏上印度的國土，這趟旅程把我認識的自己從外在徹底擊碎，我被迫不得不勇敢面對攤在眼前的眞實……

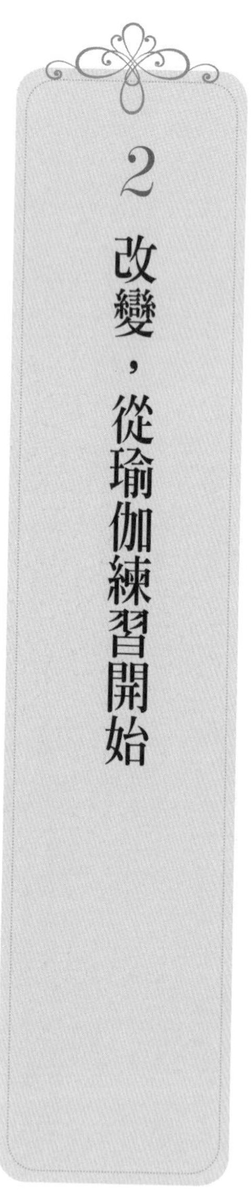

2 改變，從瑜伽練習開始

達成人生目標並不代表幸福

我們每天到底在追求什麼？生命核心最渴望的又是什麼？兩者很有趣的並行存在，卻也背道而馳。追求舒適、便利和愉悅生活的欲望，驅使人們在經濟成長和科技發展上不斷前進，在物質上想要更多、更快、更好的生活品質。不過，這些所謂的「更多」「更快」「更好」，與快樂並不能畫上等號。

幾年前一篇新聞報導彙整了亞洲國家的「快樂指數」排名，對照諸如壓力、樂觀和臨床憂鬱症與焦慮癥狀的統計數據條件等因素，發現日本這個亞洲最富有、全球第三大經濟強國的國家，「快樂指數」排名卻是全亞洲最後；而菲律賓這個新興的經濟市場，則是這項排名的第一。

恆久幸福是每個人汲汲營營追求的終極目標，但是不知爲什麼，正當我們好不容易達到爲自己設定的近程、中程、遠程目標時，幸福的定義和境界反而變得模糊不明，甚至似乎比以前更加可望而不可及。

然而，正是這股追求恆久幸福的深沉動力，激起我們在一些意識清明、危機發生當下或沉靜自我反省的時刻，深入觀照並對生命提出質疑。也就是這股對眞理熾熱探求的熱情，提供了瑜伽和其他傳統靈修充足的養分，或者更確切的說，這股熱情是與生俱來的驅動力，超越了時空限制，而這正是我們爲什麼有性靈，有別於其他生物之處。

處在這個盲目追求、不斷向前、塑造未來的時代裡，瑜伽這個具有古老淵源的傳統，提供我們一個安詳的回復精神層面、提升身心和諧最直接的途徑和方法。它能帶領我們到一個境界，讓我們從當下開始生活，而非懷抱著持續努力奮鬥到某個時候，才能開始過生活的心態來看待人生。

瑜伽讓我開始質疑人生

多年前在香港擁擠的街道轉角，一塊小小的招牌引起我的好奇，使我一頭栽進生平的第一堂瑜伽課。那時我在香港已住了三年，過著充實而繁忙的生活。外商顧問公司的忙碌工作，讓我的生活十分緊湊，卻也讓我在社會地位和經濟報酬上得到實質的回饋。在生活上，我有很好的伴侶陪伴，也結交很多來自世界各地的朋友，他們不僅有成功的事業、爲人風趣且見識廣博。在工作上，因公出差或私人度假的關係，我去過許多國家旅行；從辦公室的窗戶往外看，可以鳥瞰整個維多利亞港的美景。不論從哪個角度來看我當時的生活，都可說是過得非常美好，好似我已經抵達一個目的地，一個社會認可的生活狀態。

現在回想起來，第一堂瑜伽課的經驗並不怎麼樣，不過那不重要，畢竟它所帶給我的活力與新鮮感，至今仍非常鮮活眞實，而那樣的感覺早已在當時的生活中消失了很久。記得第一堂課結束後，我一路輕快的踮著腳尖，愉快且悠閒的漫步回家。我的全身因爲課堂裡的伸展而痠痛不已，超乎我原以爲自己能做到與能忍受的程度。經過這次練習，把我不知潛藏在身體何處的活力「擠」了出來，也喚醒了在心底某處沉睡的自己的一部分。

經過幾個星期的上課和練習，我開始檢視因爲瑜伽在心中滋長、蔓延的感覺，並且發覺當時的自己過得並不快樂，而這個發現也令我感到震驚與困惑。

長久以來，我努力工作獲得所有我想要的，無論從那一方面看來，我所擁有的生活是如此美好。但在我的心中卻有個空洞，是工作升遷或美好假期都無法塡滿的空虛感。最令我感到困擾的是，每當我開始思索自己的人生，我就會立即本能的質疑自己感受的可信度，因爲我不相信自己怎麼可能會過得不快樂。明明擁有一切我想要的生活，但爲何還無法感到滿足？我批判自己察覺到自己不快樂的這個發現，並且告訴自己：「妳的不快樂是不對的！」

經過一段內在自我探索與對話的過程，有些事情就像一杯雜質沉澱後的水一樣，變得非常清澈。我曾經設定的「我想要的生活」與「能令我感到快樂的東西」，其實是兩件不一樣的事情，這個領悟引領我抵達當下，使我明白到自己一直花時間在腦海裡勾勒那幅美麗的生活圖畫，並試圖把自己放進那幅想像中的美好遠景，是不眞實的。我不該浪費生命，把人生的重點放在「我們是不是過著『想要的』生活」，人生只有一次，回歸眞我，活在當下是必須、也是唯一的選擇。

接觸瑜伽，引導我開始質疑人生的重心。當時的起點是明顯感覺到生活空虛，從那時開始瑜伽的旅程直到現在，我毫無間斷的檢視自己、看待人生的態度與觀點。這是一趟持續不斷、尋求超越自我設限的過程，一趟無法回頭且沒有終點的旅程，而這趟旅程本身就是自由、解脫。

瑜伽的旅途從現在開始

現在的我，每天生活在瑜伽恩典的保佑和引導下。瑜伽，不止在日常生活中指引著我，同時也持續的領導我走在不斷成長與自我轉化的路上；瑜伽，不止存在於每天清晨五點開始練習的瑜伽墊上，更存在於我所研讀的梵文哲學經典和古印度醫學系統阿育吠陀中，當然，它也存在於每天晚上在我崇敬摯愛的象神（Ganesha）前的冥想練習裡；瑜伽，無時無刻、無所不在的存在於我的生命中；瑜伽，是我的生活、生命的前景與背景，最重要的是，此時此刻，當下就是瑜伽。

正如同我在課堂上常常告訴學生的一句話：「如果你覺得失落、悲傷、挫折或羞愧，恭喜你，瑜伽的旅途從現在開始了。」

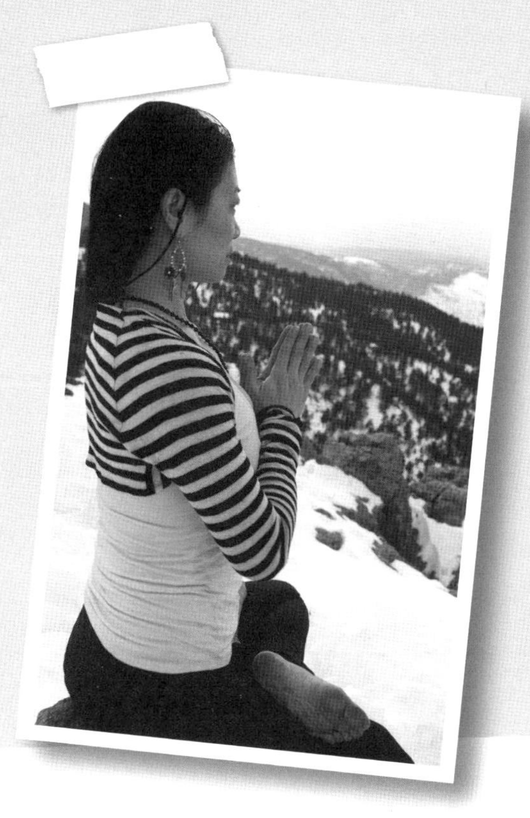

第二章

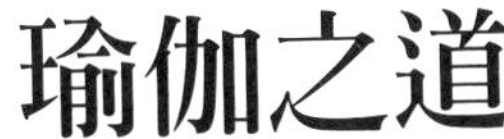

瑜伽之道

1 探索與體驗，瑜伽自然的轉化力量

跟隨瑜伽大師學習

二〇〇五年聖誕節將近，我第二度在八肢串連瑜伽發源地——印度麥索的八肢瑜伽研究中心，跟隨偉大的瑜伽大師 Sri K Pattabhi Jois 學習瑜伽。在某個略帶寒意的半夜三點鐘，手錶的鬧鈴聲把我喚醒，我立刻起身爲自己燒一壺開水，完成每天早晨例行之事後，坐下來讀經，並吟誦對我別具意義的《薄伽梵歌》（*Bhagavad Gita*）詩句。到了四點半，天色還很暗，我離開住處前往瑜伽學校（shala），有一小群人早已聚集在大門前，安靜耐心的等待學校開門。在黎明破曉前萬籟俱寂的這段時間，只聽到不時從遠處傳來的狗吠聲和學生彼此悄聲互道早安的聲音。終於等到教室的燈亮了，我們才拿著瑜伽墊開始移動雙腳，準備進教室練習。

這間可容納近七十個人的教室裡，包括我在內，頓時擠滿了五十多名學生，當受學生愛戴尊敬的Pattabhi Jois上師在帶領我們開始練習前，大聲頌出八肢瑜伽練習的開場偈時，我總會全身起雞皮疙瘩。那時他已經八十九歲了，但仍然身體健康，精神飽滿，他就是瑜伽的傳統、傳承與轉化力量的最佳體現。懷著無比謙卑的態度，我開始進入再熟悉不過的系列動作練習，當我結束大休息式（Shavasana）起身準備向老師致敬再離開學校時，走廊上已擠滿另一批學生，等著填補第一批結束晨練的人離開所空出的位置。

六點三十分結束練習離開學校時，迎接我的是清新的早晨和涼爽的空氣。在學校大門前，我向小販買了一顆現剖的新鮮椰子，插上吸管啜飲鮮甜沁涼的椰子汁，這是結束八肢瑜伽練習後，學生最喜歡，同時也是最傳統能幫助補充水分、恢復精神的絕佳飲品。即使曙光已現，但四周仍然寂靜，有些婦女正在自家門前以白色粉筆繪製藍果麗（rangoli，印度傳統的民間裝飾藝術）。它是一種兼具裝飾與奉獻特質的藝術，以幾何圖案的畫法來代表神祇的能量、象徵和平、繁榮與祝福。

每當我經過家家戶戶門口畫著藍果麗的街道，我都會仔細觀看這些有趣且令人滿心歡喜的圖案。忽然間，我抬起頭注視著樹葉的縫隙，發現樹葉因爲陽光照射穿透而閃閃發光。我站在那裡看著透光的樹葉，看著看著便完全入神了，當我回過神來，低下頭望向四周，才發現身旁的事物和景觀宛如一幅美麗的水彩畫，以一種液態流動的姿態呈現自己的樣貌。我邁著異常輕快的步伐繼續在街道漫步，無來由的快樂徹底滲透我的身心，內心就像一罐被打開的蜂蜜似的，蜂蜜由罐內汩汩滿溢而出，由內向外滲透。我內心的平靜和外在環境的寂靜，似乎在此刻合而爲一，沒有任何分割和界限，兩者彷彿有著同樣和諧共振的頻率，相互無聲的、響亮飽滿的共鳴。

開始向內觀照

瑜伽，是照亮我人生路途的智慧之光，自從在印度麥索度過那個清新明亮的早晨開始，走上瑜伽這條道路已經好幾年了。雖然敬愛的上師Pattabhis Jois已於二〇〇九年離開人世，或許他的形體無法與我們同在，但他對瑜伽孜孜不倦的教導精神，透過每天拂曉即在瑜伽墊上認眞練習的學生，永遠的流傳下來了。

聖者Yajnavalkya曾說：「見識與見識者是無法分開的。」這短短的一句話，爲瑜伽眞實的本質與人類的生命體驗做了總結。多年前那個早晨的記憶與那份生活的體驗，至今仍然生動鮮明的以另一種深刻飽滿的現實，深深烙印在我的意識與潛意識中。透過瑜伽練習，我們能夠在同一刻體驗到圓滿與空虛兩種截然不同的感受，這正是最強而有力的見證。我們的感知器官主導對外在世界的看法，一旦靜下心來由外向內轉而觀照內在世界，就會發現我們的感知竟會如此不同、如此純粹和清晰，沒有受到扭曲的觀點和人事背景所影響。

人類對生命的體驗，除了感性和理性，更兼備了深思熟慮的探究能力，同時也有足夠的能力，洞察人生的眞義，而這份能力即是我們如何看待所處的世界，以及如何反映內在的意圖，並轉成外在行動的基準。

從小事開始轉化意識

成年後，我一直很喜歡在早上喝杯咖啡，尤其是在香港爲跨國公司當投資顧問那段忙碌的日子。二〇〇六年，我決定讓自己一段休息時間，放下工作去旅行，最後來到紐西蘭的奧克蘭，並在當地一間研究自然療法的專門學校註冊入學，研讀印度的傳統醫學系統——阿育吠陀（Ayurvda）。學習阿育吠陀的理論與實用知識一段時間後，我開始注意到咖啡對健康的不良影響，像是體內的燥熱感、輕瀉效果和微微的心悸。儘管如此，當時我還是不打算向鍾愛多年的咖啡說再見。

早晨喝一杯熱咖啡，看著熱咖啡裊裊上升的熱氣、聞著迷人的咖啡香，一直是我每天早上最享受的時光，同時也是最重要的儀式。但隨著瑜伽練習和阿育吠陀的學習，咖啡對健康不利的警訊，對我的影響卻越來越大，不過我仍舊遲遲無法下定決心，只是順其自然的減少對咖啡的依賴。

在一個非常寒冷的冬天早晨，我在學校附近的有機麵包烘培店買了一杯熱咖啡，才喝了一口便感到噁心，一股厭惡感籠罩了整個身體，我彷彿聽到全身的細胞都齊聲尖叫，而我只是站在那裡看著手中的咖啡杯，並清楚感受到它的熱度。在那一瞬間，我很清楚的聽到發自內心的聲音，這個聲音一直存在意識的最前線，生活中絕大多數的決定似乎都是由它來主導。我心想，這個聲音背後一定有更強大的力量存在著，否則怎麼可能當我的心還留戀著熱咖啡帶給我的美妙感受，但是身體卻做出完全不同的反應。於是我走到垃圾桶邊，把咖啡往裡面一丟，並且在旁邊站了一會兒，為陪伴這個超過十年的好朋友，舉辦一個簡短的告別儀式，然後轉身走開。

從那天起，我沒再喝過一杯咖啡，即使每個大城市的角落裡都聞得到咖啡香，可是卻沒激起我一點點想喝咖啡的念頭。走上瑜伽轉化的道路中，放棄對自己健康無益的習慣（如咖啡），成了一個再自然不過的決定。因為人生裡的所有決定，或大或小都是依序動態的過程，而我們做每件事的速度或快或慢，最後都會成為影響我們做出某些決定的因素。當我們遇到一些人事物，會產生某些反應，這些反應就是我們的思想、情感、觀念、想法、觀點和假設的反射。我們和這些反應模式連結得極其緊密，而這些反應儲存在我們腦海裡，編織成的故事就形成了一個個珍貴的事實，那即是「我」。從很多方面來看，「我自己」本身就是一個故事，一個持續的、活生生的、會呼吸的，像一千零一夜一樣，永遠說不完的故事。

當我在學校裡習得更多醫學知識，從醫學的角度對自己的體質和健康狀況有了不同的見解，但心裡仍存在一個頑強的聲音，不願意放棄咖啡帶給我的慰藉與滿足。我們每個人都有自己的行爲模式，不論是什麼樣的模式，都如同泥沼中被馬車輾過的泥溝一樣，每一次行爲模式的重複，無論是出自心理或行動上的動機，都更加深了意識裡行爲模式的溝痕。這包含集各種行爲模式於一身的集合體——自我，面對它，我們幾乎是無條件的服從。因此，對我來說，看清身體想表達的意思並不困難，但是要「自我」去傾聽身體的聲音，那就是另外一回事了。堅持自己的好惡而行，並一再的確認與重申自己存在的優勢，這就是「自我」。

眞正的改變必須來自徹底的領悟，而領悟則來自生活的體驗。當我持續培養對身體和健康狀況的覺知與細微的洞察時，透過日漸增長的理智與智慧，喝咖啡這個行爲模式就變得清楚、易懂了。當我們戰勝並超越較膚淺的想法時，便能達到身心合一的境界，並激發出天生的「智慧」。關於我對喝咖啡這件事的覺醒，僅是瑜伽轉化過程中一個極小的範例，身心的完全轉化來自於意識的轉化，在轉化過程眞正來到前，這是一個必須要求紀律與平衡，努力持續不間斷的過程。另外，敏銳的觀察力與敏感度也一樣重要。

有一句話是這樣說的：「如果沒有紀律，那麼自由就無法伴隨而來。」這絕對是一句至理名言，如果我們任由心思漫遊、闖盪，那麼感官對象就會全圍繞在我們周圍，如此一來，就像是住在監獄裡，對外在的刺激完全沒有選擇性的、無止盡的做出反應。

心無罣礙，就會更自由

有一次，我在香港的路上看到一塊招牌，是一塊為觀光客設計的招牌，上面寫著：「誰說錢買不到快樂？說這句話的人是因為不知道該到那裡逛街、購物。」這句話很俏皮，所以特別容易被記住，但這句話說到了重點——如果我們被欲望羈絆，那麼就會成了欲望的奴隸。因為，如果金錢能夠買到快樂，為什麼我們會在擁有一樣物品後，又想要擁有另一樣物品，永遠無法停止呢？正如我們所知，無論欲望的刺激是來自於採購行為本身，或是對美食、華服、潮鞋、3C產品、名車等的渴求，沒有一樣東西會是我們購買的最後一樣物品。而我們為了繼續填滿無止盡的欲望，最後就會變成凡事服從的僕人，或者甚至成了欲望之名底下志願的犧牲者。

「如何能得到眞正的快樂？」「自由的眞義又是什麼？」這是瑜伽轉化過程中經常出現的疑問。自由不是整天無所事事，爲了滿足感官的欲望，生活中慢慢形成一個枷鎖，綑綁著我們的自由意志；眞正的自由來自對他人和自己的假定及慣性思維中，獲得解脫。然而實際上，生命中通常只有「自己」存在，我們對別人的認知總來自於自己的想法，感覺和對別人的言語、行爲的演繹。而這個想法與感覺的產生，卻令我們失去擁抱眞正生活該有的自由。正如禪宗大師鈴木大拙所言：「當我們聽到別人說的一些話，通常是自己內心的一種回音，我們傾聽的其實是自己的見解。」[1]這就是爲什麼瑜伽聖者Yajnavalkya說：「見識與見識者是無法分開的。」簡潔有力的一句話，便闡釋了瑜伽之道。在瑜伽練習裡，可以學習檢視由自身觀點出發的所見、所感、所聞，以及想呈現的「眞實」版本。

每當我引導研習課程與師資訓練課程時，我總會要學生回想他們上第一堂瑜伽課的感覺，有些人覺得很平靜，或覺得練習完後充滿能量，或感到放鬆，而有些人則覺得精力充沛。無論他們第一堂課的感覺是什麼，有些不一樣的事情發生了，在他們體內起了微妙的變化，並吸引他們再度回到瑜伽墊上。那個微妙的變化重點不在於柔軟度的改變，也不在於他們在課堂上能表現得多好，而在於他們的感覺。「我感覺如何」是非常主觀的說法，可說是內在眞實的總和，無法用一個或兩個測量單位來量化。

當我們專注在讓身體的動作與呼吸同步時，感官同時也內斂了，並且把被外在事物吸引、牽絆而疲累、緊張的能量釋放掉，以放慢內在的節奏；而當呼吸與動作同步，感知則會和外在的環境融爲一體，內在的眞實會從先入爲主的觀念與想法中被釋放，以嶄新的面貌顯現，這就好比一隻整天在花叢中忙碌飛舞採蜜的蜜蜂，忽然停下來並停止嗡嗡的蜂鳴聲一樣。

眞正的瑜伽練習，即使只是一根腳趾或手指的微小動作、一個溫柔、專注的凝視，或是聆聽如波濤起伏頻率的吸氣與吐氣聲音，平靜的感覺會從心底油然而生，提供我們一個回到當下的空間與時間。

這樣的練習在生活中會建立一個模式，這個模式使我們的聽覺、視覺、感知等感官能夠自由運作，同時使心念能夠穩固中立。當我們安靜的觀察事物時，心裡會是輕鬆且充滿活力的，像是當你遇見美麗和令人敬畏事物的那一刻，例如在山頂注視著旭日東升、靜靜的在森林小徑中散步、在劇院裡觀賞動人的歌劇演出等。在稍縱即逝的瞬間，腦袋裡喋喋不休的雜音戛然而止，身心浸潤在當下的圓滿中。

國家劇院觀賞雲門舞集「流浪者之歌」的表演，在絕美與撼動人心的演出後，舞團總監林懷民老師上台接受現場觀眾提問，一位觀眾站起來，以她的觀點詳細描述這部舞作的表演方式，並指出某幾段舞蹈也許想傳達什麼，或是象徵著什麼意義，最後再請教林老師其創作是否正如她所敘述的？林老師思考了一下，然後表示他在舞蹈的創作過程中並沒有在腦中設想定義、象徵，或是要表達任何觀念。身爲一個舞蹈藝術創作者，他並不知道創作是如何產生的，也不知道爲什麼會創造這個作品。

這是一個很典型的範例，大腦會自動詮釋生活中的體驗，而不是讓體驗呈現出自己的樣貌，所以當事情發生時，大腦會立即帶我們遠離當下，但同時也限制了我們體驗生活的能力。而大腦之所以如此運作，是因爲我們看待事情大多來自於生活中能提供參考的經驗，或者說來自於我們的記憶。假設發生在生活中的每件事都來自於過去經驗的複製，那麼這樣的模式會逐漸削弱我們體驗生活的潛力，最後更會阻礙我們接受新事物，或是對改變產生恐懼。

在帕坦加利（Patanjali）的《瑜伽經》（*Yoga Sutra*，其中「Sutra」爲箴言、警語之意）中，第一條經文開宗明義便說：「現在，開始，瑜伽。」這即是瑜伽眞正的本質。意識的內容決定了腦袋的邊界，如果心無罣礙，那麼心靈的邊界就不存在，潛力便可以無限發揮，生命也會更開放自由且沒有限制，而這樣的練習從現在就要開始。

創造……是為了達成生命的體驗與最終的解脫。

——《瑜伽經》第二章第十八節

注釋

❶Suzuki, Shunryu, *Zen Mind, Beginner's Mind*, 2006, Shambhala Publications, Inc., Boston, Massachusetts

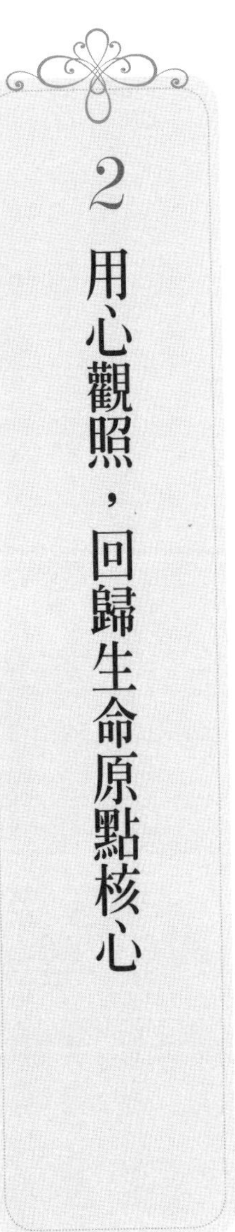

2 用心觀照，回歸生命原點核心

自我意識限制了個人發展

在某次瑜伽課堂上，我向學生分析如何安全進入一個瑜伽姿式，以及可以選擇的替代動作。當我講解完畢，其他人開始進入動作時，卻有一個學生坐著不動。我問她為什麼停止練習，她簡單的說：「我做不到。」我再問她：「身體不舒服嗎？」她依舊一動也不動的回答：「沒有，但我不認為我可以做這個動作。」於是我利用瑜伽輔具引導她的肢體，並且幫助她進入姿式，然後舒適的停留，只見她張大眼睛，驚喜的看著自己，好像不認識這個軀體似的，最後脫口而出：「哇！」

身體與心靈是一體且無法分開的，身心同時也是探討、體驗和觀察外在環境與內在感知活動唯一且寬廣的實驗室。現代科學和心理學過分強調心智活動，在瑜伽的練習裡則比較重視意識的進化覺醒。心智活動僅是錯綜複雜的意識活動之一。我們的心智想要知道發生在生活中的每一件事並認爲自己可以做到，對它而言，很難承認自己的能力有限，不足以認識生活的全貌，因爲它最主要的工作是持續不斷的選擇性的認知、拒絕並做出結論、提出學理與論點來支持其所認知的事實，強化自我。心智與自我總是連結在一起，所以無論我們做什麼事都是爲了再次肯定自我，一切都與「我」有關。

獨特的「個性」，它代表著喜歡或不喜歡什麼，就像提到麥可・傑克森會聯想到他的招牌帽子一樣，當我們在談自己喜歡的食物、服裝款式，以及在滿足自己的喜好時，我們會因此感到快樂；而當我們因某些限制而無法獲得自己喜愛的事物時，則會因此覺得不開心。這種依附著物質滿足的快樂與否，其實是一種周而復始的短暫感受，就好比令菲律賓蒙羞的前第一夫人伊美黛・馬可仕，雖然她擁有兩千七百多雙鞋，但對她來說，無論鞋櫃裡有再多雙鞋，永遠都不會足夠。

先入爲主的觀念造就個人特質

象神是受人崇敬的神祇之一，幾乎每個印度人都供奉、禮拜象神。象神掌管成功與吉兆，特別是在一段婚姻的開始、事業的草創期、新學期開始等。祂也是障礙之神，在瑜伽練習中象徵個人練習的門檻，幫助我們清楚現在自己是誰、需要朝什麼方向、可以成爲什麼樣的人等。象神永遠張著祂大大的耳朵，慈悲的聆聽眾生的祈求。當你誠心祈禱並準備好履行自己的承諾，祂就會幫助你心想事成。所有的印度神祇都有自己的坐騎，像濕婆神的坐騎就是白色的公牛南迪尼（Nandini），毗濕奴神（Vishnu）的坐騎是老鷹加魯達（Garuda），而象神的坐騎則是一隻小老鼠。你可能會覺得奇怪，爲什麼象神會選擇一隻體型較小的嚙齒類動物來負載著祂偌大的身體？這個答案就存在印度眾神深奧且充滿象徵性的哲學意義中。

老鼠通常都住在不乾淨的地方，像是城市陰暗的下水道等，爲的就是要躲開白天的亮光，神出鬼沒的偷吃食物。牠們繁殖得很快，而且還會帶來病菌，所以經常被拿來當做欲望的象徵。而象徵主導成功的象神，手持繩索套在老鼠的脖子，並坐在牠身上，就代表象神駕馭在欲望之上。

而欲望是人類的本性之一，事實上，欲望是最顯而易見的生命起源，不論是在世俗的生活或靈性的修行，要獲得智慧的增長或功成名就，對欲望就必需要有自律的能力，而不是任由欲望支配。因爲欲望會衍生更多的欲望，就像老鼠驚人的繁殖能力一樣，滿足物質的欲望只會帶來更多欲望。基本上，我們只是陷入更多的渴求與虛假解脫的無限循環中，就像想以鹽水解渴，結果卻越喝越渴。

瑜伽的練習裡，可以透過冥想來觀照自我與心智之間的關係。我們的感知器官就好比一匹馬，喜歡自由自在的奔馳在草原上、吃新鮮的草；而感知器官受到外在的新刺激吸引，則如同馬幻想整天在草原上奔馳、吃草一樣。這是因爲感知器官與外在世界連結，心智駕馭感知器官，將感知器官正在經歷的感覺傳達給自我，並依此做出判斷。透過感知器官把外在世界的刺激輸入心智，最後傳達給自我這個不間斷的迴路過程，而發展出自己的好惡，以及許多對人事物的特殊觀點。一旦做出判斷，就會形成自己與外在世界互動的行爲模式，阻礙並以先入爲主的觀念來看待所經歷的事情。這就好比戴上有色鏡片來看世界，眼睛所看到的未必是事情原本的樣子。

當我們戴著個人喜好與觀點的有色眼鏡，來看待發生在生活中的點點滴滴時，煩惱就會不請自來。由於煩惱來自意識或潛意識裡，因此只要對任何事情有所期待，失望與怨恨就會隨之而來。而這些經驗也會日積月累成爲一個巨大的慣性模式，久而久之就會變成我們非常珍視的個人特質，這也就是爲什麼我們會覺得自己如此特別。

這段自我形成的過程，可以用珍珠成形的過程來比喻。牡蠣生長在海洋的深處，當寄生物入侵牡蠣殼，裡面的珍珠母（一種質地強韌、有光澤色彩的彈性組織）受到外來的刺激，結締組織會開始一層又一層的把入侵的寄生物包圍起來形成珍珠囊，並分泌珍珠質，直到寄生物消失無蹤，最後才會產生珍珠。我們看到的閃耀著溫潤色澤、名貴無比的珍珠，在它的美麗外表下，其實只是經由入侵的寄生物，刺激而分泌的「口水」罷了。而人類的「自我」，其實只是被自我的分泌物所包圍著，也就是說，我們所看見的這個現實世界，不過是自己的「分泌物」投射的想法和觀點而已。

當我們爲實際經歷提出越多的理論說明，自我就越形膨脹誇大，相對的也就失去越多自信心，和事實本身越失去連結，越容易覺得不開心。自我形成導致分離與孤立的過程，發生在生命中的每一件事與接觸過的每一個人，都是透過自我尺度來衡量自我的欲望是否被完全滿足。當我們把心門封閉起來，拒絕與外在的世界連結，生命就會因爲缺乏人生的甘露滋潤，逐漸枯萎乾涸而死，就像風乾的梅子一樣缺少甜美的汁液。

洞察力是練習瑜伽的動力

很多年前的冬天，我造訪了瑞士的阿爾卑斯山，當我們早晨搭乘纜車到達雪朗峰峰頂，安靜的站在觀景台上欣賞皚皚白雪覆蓋的群峰，讚嘆不已，從觀景台可以一覽無遺的看到峰巒疊嶂的阿爾卑斯山全景，大部分的歐洲遊客都安靜的觀賞，即使有人談話，也多是低聲交談，不想破壞山中這份特殊的寧靜。沒過多久，另一批遊客搭乘纜車到達觀景台，從他們的國語口音透露出他們來自哪一個國家。只見這批遊客三三兩兩的走上觀景台，大聲嚷嚷的取景拍照，並且開始把食物拿出來邊吃邊聊天，觀景台上充斥著各式各樣的吵雜聲。我聽見其中一位女士說：「我實在不覺得這裡的景色有什麼了不起，還不如在山下的餐廳吃吃熱食、買張明信片看看就夠了，反正也差不多。」

這位女士的心智告訴她，一張明信片和她的親身經歷大同小異，這樣的例子其實經常發生在許多人身上。但是，當我們站在阿爾卑斯山頂看著那令人嘆為觀止的山景，聽著山谷中迴盪的風聲，呼吸著樹木的香味，皮膚接觸著冰冷空氣的感覺，又豈能被一張薄薄的紙所取代。

在瑜伽練習裡，我們經常觀照自己的心智活動。假設我們可以專心、客觀的看待種種反應的升起、停留，最後逐漸消失，便可藉此觀察自己對語言文字、對情況發生與消失時的反應，這是一種赤裸裸誠實面對自己的練習。而我們聽到的一些想法、評論及理由，則是為了要替每件發生的事及與其他人相關的事，找出足以解釋的說法。一旦切斷與生活經驗全然的連結及與他人往來的機會，我們便會瞬間感到孤立。當誠實面對自己的練習，越來越熟練且漸趨穩固之後，便會察覺生活早已被自己的理論與想法左右，這就像是鏡子的反射原理一樣。這份覺察本身會有意識的轉化，因為一切有情眾生都具有尋求眞理、自由與快樂的本能。透過覺察，那些反射自身看法的鏡子會開始一個接著一個碎裂，然後超越常常控制我們心智的遊戲之上，自在的對反應做出適當的回應。

所謂經驗，其實都是主觀感覺的演繹和意見累積，透過累積我們才能成爲現在的自己。當我們觀照自我與思維的背景時，與生俱來的智慧就成了啓動改變與意識轉化的主因。最重要的是，這份與生俱來的智慧，能讓我們明白是怎樣的因果的關係，讓我們成爲現在的自己，並且爲了不受限於過去的心靈與身體上的束縛，以便發掘全部的潛能——我們必須超越舊有的行爲模式與觀點，才能爲自己找到自由。

荷蘭設計師克莉絲汀・曼得馬（Christien Meindertsma）在二〇一〇年出版了一本書名爲《編號〇五〇四九的豬》，這本書忠實記錄了一隻身體被烙印〇五〇四九編號的豬被宰殺後，牠的身體被製造出來的非豬肉製品竟然多達一百八十五樣，其中包括被用來做人體移植的心臟瓣膜、香菸、畫筆、蛋糕、香皀、低密度混凝土等。這是一個非常吸引人的專題研究，同時該研究也顯示了現代生活中許多不爲人知、看不見且錯綜複雜的相互關連現象。

如果有一天，我們能對一天內所有吃的、用的與接觸的每件物品均施予一個魔法，讓我們可以追溯出所有物品的來源，那麼將可以發現生活中無論是直接或間接接觸的物質，其龐大的規模與數量足以淹沒我們在理智上可以思考的範圍。

不管是思想、情感，與來自身體、能量及心理上的覺知，瑜伽在許多方面照亮了這些感官覺知的來源與背景。只要用心觀照我們的思想與覺知，並尋求其源頭，就能夠回歸到生命原點的核心。即使只是短短的一瞬間，也能夠了解到萬事萬物的形式都是空無的，而我們的每一絲情感、每一個感覺或念頭，都是自無數的因衍生而出的果。不論情感、感覺和念頭的體現，都一再告訴我們一個不爭的事實——萬事萬物都依賴其他的東西而存在。換句話說，所有看似眞實的事件、物品、想法，其實都是虛無而沒有根基的。

瑜伽的練習是根植於慈悲心和智慧的養成，以體現不受制約且純淨不受污染的瞬間領悟，這樣的洞察力本身也成爲瑜伽練習的動力。

我們就是一面鏡子　我們也是鏡中自己看見的那張臉
我們正在品嘗瞬間的永恆滋味
我們是痛苦的本身　但也是療癒痛苦的良藥和途徑
我們是從瓶中倒出來的沁涼瓊漿玉液
我們也是瓶子本身

——波斯蘇菲神秘主義詩人　魯米

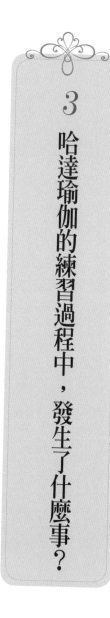

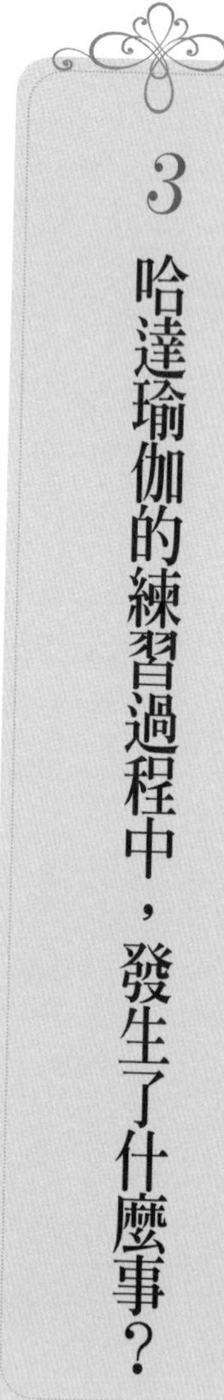

3 哈達瑜伽的練習過程中，發生了什麼事？

「不朽甘露」的啟示

哈達瑜伽練習著重培養身心的健全、蓄養充沛的活力和建立穩定的神經系統，其目的是準備讓身體走向靈性轉化。不論追求最終解脫的目標是多麼的崇高偉大，健康、快樂和均衡的生活是修習哈達瑜伽所帶來的益處。

我一直很喜歡民間傳說和神話故事，在我所研讀過的梵文哲學中，眾多的神話故事裡最喜歡的是「不朽甘露」的啟示，很難再找到一個比這個比喻哈達瑜伽練習過程更好、更完整的神話故事了！

帝釋天（Indra）是天上的戰神，他非常驍勇善戰，善於攻城掠地，十分充滿活力，最喜歡喝名爲「蘇摩」（soma）的神秘飲料，是一個性格非常勇敢無懼的戰士，唯一的缺點是容易衝動且固執行事。祂的職責是擊退魔鬼、戰勝邪惡勢力，保護眾神居住之地，進而維護宇宙秩序。祂以最擅長的事情——戰鬥，在印度眾神殿裡贏得了一席之地。

有一天，帝釋天神氣的坐在大象上，與祂的軍隊在眾神殿的領土內巡視，無意間遇見了聖人杜爾瓦薩（Durvasa）。杜爾瓦薩以其苦行修來的法力與暴躁脾氣聞名，當他看到帝釋天向他走來時，便向對方致敬，並獻上鮮花。不料當他把花高舉到象鼻上時，大象忍不住打了噴嚏，花朵隨之掉落到地上，而且還被大象踐踏成破碎的花瓣。對帝釋天獻花卻未受到應有的尊重，使杜爾瓦薩感到非常憤怒，便詛咒帝釋天將會失去祂的戰力與軍隊，而眾神也會被祂們的主要敵人——眾邪魔擊敗。經過一段時間，帝釋天果眞被惡魔擊敗並喪失祂的軍隊，宇宙也立即陷入極度的混亂中。

於是，毗濕奴這位保護眾生和維護宇宙秩序的救世主，便建議帝釋天從乳海底層擷取不朽甘露，因爲這是阻止這個巨大災難的唯一方法。不過，最困難的是眾神無法獨力完成這樣大規模的任務，所以不得不與敵對的惡魔並肩作戰，只爲了得到共同的目標——不朽甘露。

就這樣，眾神和惡魔分別站在乳海的兩岸，手執巨蛇（Vasuki）的蛇頭和蛇尾來綑綁須彌神山（Mt. Meru）化身的攪拌棒，他們抱著極大的期望，使盡全力用力攪拌，希望能夠獲得宇宙間最珍貴的不朽甘露。經過一段時間的攪拌，慢慢的，一股濃稠、暗黑色的雲霧，帶著令人作噁的氣味自乳海深處升上來，籠罩在整個天地間。眾神和惡魔全被這股令人作噁的毒氣困住，無法動彈，只好向毗濕奴求援。毗濕奴建議眾神和惡魔向天地間唯一有能力平息這個亂象的濕婆神求援。當濕婆神聽到祂們的祈求，便立即前來幫助祂們離開險境，祂深深的吸了一口氣之後，把這團暗黑色、名爲「毒藥」（Halahla）的毒氣吸進自己的喉嚨。在巨大的危機解除後，眾神和惡魔才得以繼續攪拌乳海，最後終於取得不朽甘露。

「不朽甘露」的故事與瑜伽練習過程不謀而合

這個神話故事後續還有許多情節發展，但這段開始擷取不朽甘露的來龍去脈，卻生動的描述了哈達瑜伽的過程。

靈性的修行喚醒了人類意識中的潛能，而這個覺醒的過程被比喻為「攪動乳海以取得不朽甘露」。就好比手工攪拌牛奶以製作奶油一樣，需要以有效的方法，持續不斷的攪拌才能成功。在瑜伽的練習中，我們以觀照的途徑來喚醒覺知，成為有識別力的心智基礎。而「不朽甘露」則可以有許多不同的詮釋，我們姑且把它比喻為「眞正的解脫」——從基本性格裡有限的才智與受制約的思維及運作方式中，得到解脫。眾神和惡魔代表的是性格中正面、積極與負面、消極的特徵；巨蛇象徵欲望，須彌神山則是我們存在的核心——脊柱和神經系統的居所。

戰神帝釋天代表自我內在一股重要的象徵力量，在故事的開始因為傲慢的性格而失去了所擁有的一切，祂必須激勵自己的戰鬥意志與力量來拯救整個宇宙，以免遭到黑暗勢力吞沒。祂可說是所有人類勇士力量的典型代表，用來保衛和維護眞理與純淨的靈魂之光，對所有誠心發願想向瑜伽之途前進的人而言，喚起內心的帝釋天，是邁向瑜伽路途很重要的一步。當尋求不朽甘露的吸引力足夠時，在靈性修行的路途上遭遇到的第一個關卡是毒藥（如痛苦、悲傷、否定、羞愧和其他許多負面情緒），但大部分均與自我懷疑與恐懼有關。

在這個時候，恰如其分的主宰轉化力量的濕婆神，代表的就是瑜伽練習方法和態度。當過去發生的經驗、制約模式與心靈的創傷，從心靈深處被翻攪而進入意識層面時，瑜伽的練習一定要持續不斷，並在心中向濕婆神祈求安定轉化的力量。傳說中，濕婆神總是在冥想的狀態，超然於所有的邊界限制之上及世俗的七情六欲之外，祂是眾神中最寬宏慈悲的，總是很樂意聆聽眾生的祈求。所以，靜坐冥想的濕婆神，象徵的即是在瑜伽練習的旅途上一股保衛的力量。

本質上，呼吸與氣息都是哈達瑜伽練習的樞紐。古典瑜伽經典明文指出，從解剖學的角度來看，人的身體與心靈都充滿了能量，我們的身體裡布滿了循環的經絡網，這些經絡的梵文意思是「經脈」（nadi）。根據經典，人體內共有三十五萬條經脈❶，在經脈裡面流動的是生命的能量，梵文叫做「prana」，這個字和中國醫學概念中的「氣」，意思大致相同。哈達是由「哈」（Ha）與「達」（Tha）構成，分別代表了太陽與月亮，它們對應於我們身體中的太陽通道（右脈）與月亮通道（左脈），而哈達瑜伽的終極目標，就是要達到太陽通道與月亮通道的兩股能量均衡，最後可以打開中脈的能量（sushumna）。

至於神話故事裡的「攪拌乳海」，在哈達瑜伽練習裡，「攪拌」代表人的吸氣與吐氣，是流動的上行氣與下行氣的生命能量。這個流動的模式存在於生理結構中的肌肉、筋膜、韌帶、器官、系統等，該模式與能量脈的原理是相互呼應的。人類的思維與情感，這個重複產生的神經系統運作模式，一樣反映出生命能量的流動。

瑜伽無法被「做」，只能親身體會

在大多數不了解瑜伽的人的印象裡，瑜伽是一種毫無目的的身體伸展運動，而它之所以會帶給人們這樣錯誤的認識，是因爲某些瑜伽練習者經常公開表演高難度的扭轉或身體彎曲的姿式。所謂「眼見爲憑」，我們常常在有限的觀點裡，因雙眼所見的事物而在心中作出判定，並認爲這就是事實的眞相。

在哈達瑜伽練習裡，有特定的呼吸法配合瑜伽姿式一起練習，而這樣的練習對神經系統能產生特定的效果，並且可以啓動能量脈的轉化。當呼吸與體位練習變得越來越精細時，持續的專注力在每次的練習中更顯得非常重要。沒有智慧與覺知的瑜伽練習，非但沒有用處，有時候反而還會造成傷害。

如果以一艘順著河水不同支流划行的獨木舟，來比喻哈達瑜伽的內在練習，河水的支流代表著不同的能量脈，河水就是生命的能量，練習者的意識則是獨木舟掌舵的舵手。獨木舟在河流中划行時遇到障礙和阻塞物，則隱喻著瑜伽練習時來自生理的限制、心理的痛楚或能量的停滯等不同面向的考驗。有時獨木舟划行得很順暢，有時卻很吃力；水流有時湍急，有時卻很緩慢。如同前面所言，人體內可能有三十五萬條經脈，提供生命能量的流動。瑜伽的體位法練習如果缺少專注的呼吸來帶領能量穿透全身脈絡，就如同一艘無人掌舵的獨木舟，是無法通過湍急的水流的，這麼一來，就無所謂的旅程可言，所有的練習也都會徒勞無功。

練習時身體肌肉的限制、痠痛、緊繃、不結實等是種種生、心理模式，可以運用前述的方法來面對。這些障礙同時也顯現了毒素形成的心理創傷與能量的停滯，透過專注穩定的呼吸搭配體位法練習，在身體組織裡的毒素可以逐步的被釋放到意識領域，在透過持續的觀照練習裡，我們可以逐漸超越，並化解這些身心的模式。

在瑜伽課程中很常見的例子是情緒的釋放，或者有時可說是「崩潰」，如失去親人的傷痛、長期累積的挫折感、不堪回首的記憶與創痛的壓抑等，這些情緒只要透過持續認眞的瑜伽練習，都能自心底深處抒發出來，接觸到自覺之光，經過逐步的情緒整理，最後被釋放掉。

人們常說：「我在做瑜伽。」但瑜伽是無法被「做」的，瑜伽只能被親身體會。事實上，當我們能摒除「做瑜伽」的概念，成爲一個揚棄凡事二分法的實際行動者，慢慢的就能把二合而爲一，甚至完全丟掉這個觀念。哈達瑜伽有很多種體位法姿式，從外表看來似乎是一種很忙碌的練習，因爲練習者必須一直不間斷的連結動作。事實上，是由心裡的意圖與專注狀態來決定是否眞正的在練習、學習與透過冥想來了解眞實的本質與眞我。而這樣的練習，不論外觀如何，一定會帶來安和、平靜與無比喜悅的果實。

宇宙中萬事萬物都具有二元性
凡事都有極好與極壞兩個極端
正反兩面、喜歡與不喜歡
所有對立的事物在本質上都相同
不同之處只在程度之別
凡事物極必反
所有的真理展現的只是一半的真相
所有的矛盾都能使其弭解

——《秘密之書》（*The Kybalion*）

注釋

❶*Shiva Samhita*, Chapter 2 verse 13。

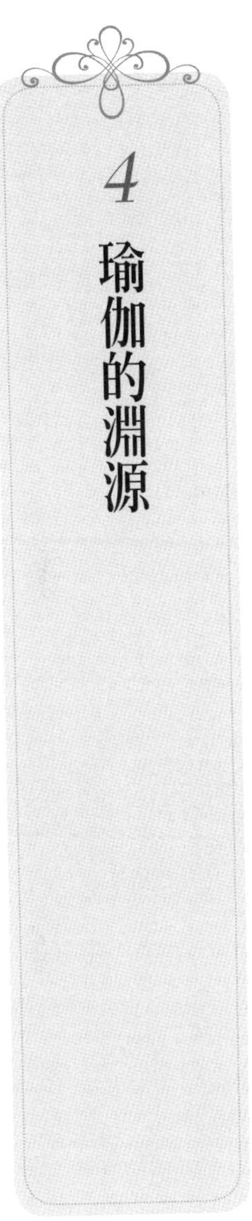

4 瑜伽的淵源

從古老經典窺看瑜伽原貌

當我繼續探訪聖城瓦拉納西，忽然間，我被一段熟悉的經典梵頌聲音吸引而停下腳步。循著聲音，我走到一個庭院的入口，順著大門的方向看到一群穿著印度傳統服裝的年輕男學生，正圍坐在一起進行討論，他們有可能是「Brahmancharins」，也就是傳統研讀瑜伽哲學與印度教經文的學生，奉行著持誡禁欲的生活。

向一個從沒離開過印度的印度人解釋，在印度以外的世界人們如何練習瑜伽，是一件很奇怪的事情。對印度人來說，瑜伽是一種靈性的修行，跟研讀梵文經典、到喜馬拉雅山過著苦行的生活有關。瑜伽的原貌絕對無法與現代西方媒體所描述的「瑜伽是一種時尚的形象」產生任何連結，更與所謂的現代樂活方式——穿著漂亮的瑜伽服飾，在有明亮鏡子的牆面、播放著流行音樂的教室裡進行的瑜伽課大相逕庭。

瑜伽是世界上最古老的靈修傳統之一，我們或許可以說，宗教信仰是非常靈性層面的事，但靈修並非等同於宗教。瑜伽的本質其實十分具有科學精神，它兼具了對人性與神性的探討。從幾千年前開始，瑜伽便提出生命存在的本質這個主題，對現代研究生命的意義及生活目的有很大的影響。

就文獻上來看，千年前流傳至今的四本吠陀經典（Vedas），讓後世得以一窺瑜伽的原貌。從考古學和天文學的保守考據推斷，吠陀經典所記錄下來的時間起源在四千五百年前❶。吠陀經典是印度教的起源，經典裡所記載的內容都是對各種神祇的讚美辭或聖歌，濃厚的神秘色彩，對現代人來說像神秘的密碼般不可解釋和了解。而經典裡關於三十三位諸神和女神的神話故事，全出自古代聖賢和神秘主義詩人的描述。這些聖者從深層的冥想中，對現世許多被蒙蔽不明的現象得到了領悟，而以隱喻的方式寫下了吠陀經典裡的讚美辭。他們擁有非一般人的資質與高尚的靈性修爲，全心全力的鞭策自己，藉由深沉且持續的瑜伽冥想練習，遠離紅塵世間功名利祿的追求，追尋從無盡的生死輪迴裡得到最終的解脫。

時代的巨輪慢慢向前推近，瑜伽漸漸的從充滿靈性的吠陀詩歌演進到著重哲學研究的《吠陀奧義書》（*Upanishads*）。奧義書瑜伽和吠陀瑜伽兩者截然不同，前者的出現把人們對神明的獻祭與膜拜的儀式轉化爲內在的修行。

另一個把瑜伽教義傳達得非常豐富的是史詩傳奇文學作品——《摩訶婆羅多》（*Mahabharata*）與《羅摩衍那》（*Ramayana*）這兩部浩大的傳奇。《摩訶婆羅多》講述的是古印度大時代的摩訶婆羅多之戰（婆羅多〔Bharata〕爲印度古名）；而《羅摩衍那》描述的則是羅摩（Rama）王子因王室爭鬥被放逐到森林，並從惡魔手中解救西塔（Sita）公主的傳奇故事。這些史詩和傳奇故事透過國王、戰士、王子、公主、眾天神和惡魔等不同角色的爭鬥與戰爭，以大規模的人類戲劇方式呈現了瑜伽的眞義。不分年紀、社會階級，不論是否爲瑜伽行者，這些故事廣被社會各個階層的人深深喜愛，並流傳至今。它們在瑜伽的靈性層面始終占有重要的地位，也對後世的民間故事、戲劇、表演、詩歌和歌曲的創作有很大的啓發。

大約在西元第二世紀時，一本在瑜伽發展歷史上有著舉足輕重地位的經典誕生了，那就是後來廣爲人知的《瑜伽經》。有關聖者帕坦加利的一生，除了他輪迴轉世的故事及慈悲傳承給後世助眾生離苦得樂、充滿智慧的偉大瑜伽經文外，他的生平事蹟鮮少被流傳下來，但《瑜伽經》卻以簡潔優美的文字，將瑜伽的過程、方式和精髓做了最完整的詮釋。像現在所謂的「古典瑜伽」，即是帕坦加利提出來的瑜伽系統，瑜伽的理論和實際運用在當時因《瑜伽經》的出現達到一個哲學高峰，可說是一部關鍵性的文學作品。雖然《瑜伽經》在不同派別中引發爭議，有忠實的擁護者，也少不了不留情面的批評聲浪，但這些都無法抹滅它的權威地位。直到今日，它仍是許多瑜伽追隨者重要的靈感來源與思考觀照的依據。一個認眞、誠心想學習瑜伽的學生，無論以什麼方式學習，都一定要認識並研讀這本古老經典。

瑜伽的各大流派

佛教在印度也是另一個活躍的瑜伽流派之一，即便佛教後來慢慢發展興盛，遠遠流傳到印度以外的亞洲區域。印度佛教和古典瑜伽有著相同的淵源，而後又與其他不同的瑜伽流派頻繁交流，不同的瑜伽派別互相激發，令傳統瑜伽成長得更茁壯、偉大，並流傳淵遠。

除了主流的瑜伽哲學體系外，不同的派別有著不同的重點發展，例如密續瑜伽（Tantra）在古典瑜伽之後演變成一個很重要的派別。和其他傳統靈修一樣，密續瑜伽不是無聲無息忽然間躍上人類的歷史舞台，它是隨著時間推演慢慢醞釀成形的。雖然很難確切的指出密續瑜伽是何時出現的，但一般認為佛教的密宗比印度的密續出現得早（佛教密宗之法因藏傳佛教之故保存完好❷，我們不能低估密續瑜伽的重要性，因為其教義強調要「欣然接受生命中不論美好或醜惡，以及所有令人畏懼的現象」。生命中所有現象都是宇宙創造能量（prakriti）的顯現，了解進而駕馭這股原始創造能量，是參透生命業力和靈修的基礎。這和其他強調要遁世律己清修為導向的教派不太一樣，這股宇宙背後的創造能量就是女神。密續瑜伽重視對女神的崇敬，從女性觀點來看待神性的覺醒，這也改變了瑜伽靈性修習的方式與本質。至於哈達瑜伽則是密續瑜伽的一支，強調瑜伽練習乃是為了培養身心靈的轉化潛能。

此外，瑜伽也在印度以不同的地方語言寫成的詩歌與歌曲出現，內容描繪人類渴望與神性合而爲一的情感需求，透過詩歌從人性化的角度和語言來描寫好似愛情與浪慢的祈求，表達對化身爲人的眾神，其神性的崇高愛戴（如克里希那〔Krishna〕和羅摩爲毗濕奴的化身），這就是奉獻瑜伽（Bhakti Yoga）的精神。

透過研讀瑜伽的歷史，從時間進化的角度了解瑜伽活躍的發展，但最重要的是必須明白瑜伽是非常個人的練習，其發展及對人類生活的衝擊，與當時的社會及文化背景息息相關。另一個值得注意的是，在當時，不同的瑜伽派別即使存在歧異，但彼此間相同經驗的互動與交流卻不曾間斷，只是使用的字彙不同罷了。

瑜伽有很多不同的形式派別和名稱，但各個門派系統追求自我超越的中心思想卻始終如一。「瑜伽」這個字，涵蓋並代表了不同的系統、哲學派系和練習方法，所有門派的終極目標都只有一個——從人類短暫的生命中獲得解脫。

瑜伽的合一精神

研讀古梵文瑜伽哲學多年，我可以論述和比較不同瑜伽哲學派系的思想、對神的論點和架構，但這些都不足以說明何謂瑜伽。事實上，當我們全力投入從理論角度來研究瑜伽，並且在知識的層面有所收穫時，就像「地圖不能取代實際的領土」一樣，有時反而會離瑜伽越來越遠。因為瑜伽不該只是書本上讀來的知識，而是實際的、全面的體驗，同時也是很個人的、立即與當下的轉化。

在《瑜伽經》一百九十六條闡述瑜伽練習過程與方法的經文中，第一條經文開宗明義便寫著：「瑜伽，現在，開始。」一個從沒讀過瑜伽經文，卻非常誠懇、純潔的初心勤奮練習的人，遠比能引經據典，但生活卻遠離瑜伽的梵文學者更接近瑜伽本身。

瑜伽的明確字義是「合一」，人們總是在各種二元性的概念間來回體察連結（合一）的眞諦，如日與夜、陰與陽、男性與女性、物質與能量等。瑜伽不但連結了宇宙中所有的二元性，瑜伽練習更是一個途徑，幫助我們從看似不相關的生活片段中，跨越所有的二元性觀照「合一」的精神。

注釋

❶Feuerstein, Georg, *The Yoga Tradition, its History, Literature, Philosophy and Practice, 1998*, 2001, Hohm Press, Prescott, Arizona, 98。

❷Feuerstein, Georg, *Tantra, The Path of Ecstasy*, 1998, Shambhala South Asia Editions, Boston, Massachusetts, xii。

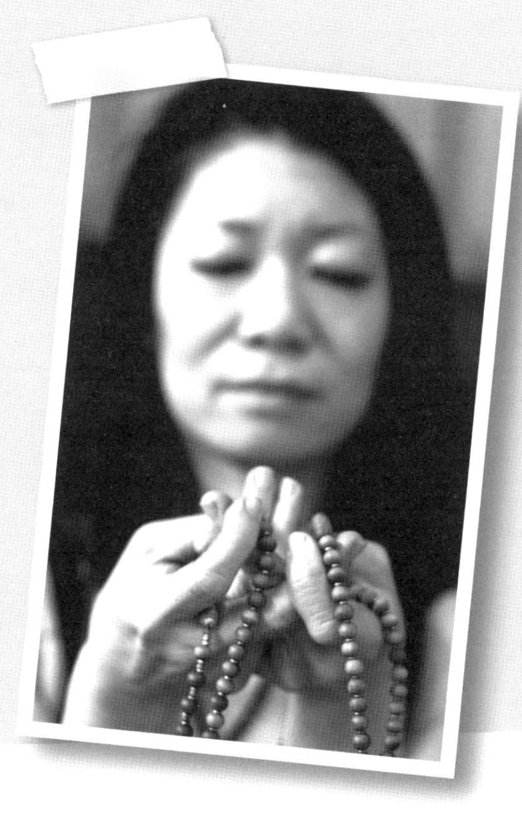

第三章

瑜伽療癒

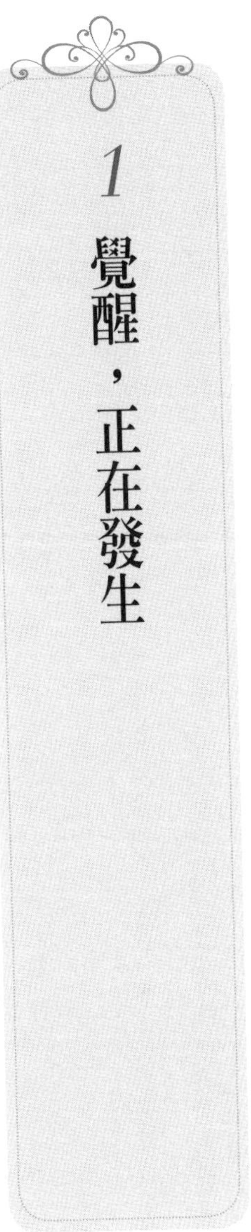

1 覺醒，正在發生

以下是一封我寫的回信，收信人是我的學生，同時也是找我做身心靈諮詢的病患。她在信裡描述自己當時的情緒陷入低潮、對人生感到困惑、厭惡自己的飲食模式、無法突破自我矛盾的衝突。當我讀到她的信時，我並沒有感到太驚訝。畢竟瑜伽的旅程並非總是充滿明亮的陽光、啁啾的鳥鳴與晴朗的藍天。

每個瑜伽練習者都會經歷這樣的旅程——剛開始充滿新鮮和美好的感受，然後內在意識逐漸覺察到破綻，之前那些好心情似乎像幻想裡的場景，醒來時發現現實狀況和自身的情形依然沒變。

親愛的X：

對於妳正在經歷的這個艱難階段，我深感同情。爲了朝光明及成長之路邁進，嘗試改變性格中的某些層面，這從來不是一件容易的事。但是，這個過程會引領我們更接近向上的人生與自我成長。能夠生存在一個充滿光明、清晰與快樂的境界裡，這個念頭聽起來非常吸引人，但若想要到達那個地步，就需要保持信念，並且付出努力。而這個努力的過程，本身就是救贖和恩典。

我認爲現階段對妳最好的方式就是——不要做任何妳不想做的事情。如果妳渴望吃某種食物，或是想要喝上一杯酒，那麼便抱持著全然的覺知，隨著自己的心意去做；如果妳想來上一小塊巧克力蛋糕，那麼就心無旁騖的享受每一口滋味，然後問自己有什麼感覺。建議妳持續這趟味覺之旅，把每天吃的食物、喝的飲料，鉅細靡遺的寫下來，即使只是啜飲了一小口水。記下妳在什麼時間、什麼地點、吃了什麼食物，以及吃完後的感覺。

如果妳仔細閱讀了我推薦的那本書——《本質，你的阿育吠陀體質》（*Prakriti, Your Ayurvedic Constitution*），那麼妳應該會記得書中談到自由與束縛的觀念。多數人認爲盡情滿足感官的欲望即是自由的表徵，事實上，那反而把自己關進了感官刺激與非常態的欲望牢籠裡，成爲失去自由的犯人。因爲妳無法不被自己的感官欲望駕馭、牽引，而做出反應。

沒有紀律的培養，便沒有自由。

現在妳的心分裂成兩半，一半的妳想要盡情吃喝，另一半的妳不喜歡面對自己飲食選擇的結果，因此也導致妳的身體行爲撕裂成兩半——吃完後又服用輕瀉劑，把吃進去的食物排出體外。

一個眞正健康的人，會想要去做能夠增進健康的活動和選擇，不會爲了懲罰自己，而去做任何傷害自己的事情。

隨信附上我對妳的關愛與正面能量，以及大自然母親療癒的能量，期待能在最短的時間重見妳開朗、燦爛的笑顏。

Rachel

事實上，瑜伽的旅程是一條試鍊的道路，需要極大的勇氣才能踏上這條旅程，並繼續前進。剛開始步上瑜伽的旅程，每件事情似乎都變得非常美好，就像找到了一把遺失已久、能夠開啓神秘能量儲藏庫的鑰匙。忽然間，人生轉了個彎，引領我們進到一個更清晰、光明的桃花園地，但是很快的，生活周遭的事情都開始有了轉變。

爲什麼過去覺得有趣且熱愛的事物，開始失去了吸引力？舉例來說，原本會花好幾個小時打麻將、唱卡拉OK、抽菸或喝酒，現在卻突然都不想做了；原本親愛的另一半或家人，現在看到他們卻覺得厭煩；原本令我們覺得有趣的事情，現在卻覺得索然無味、無聊至極。

到底發生了什麼事？覺醒，這就是正在發生的事。

瑜伽最偉大的力量在於喚醒我們內心深處追求身心靈合一的強烈渴望，而這股力量一旦產生，便再也無法收回其影響力。覺醒的力量與現實生活中財富、名利與權力的追求無關，也與環遊世界或在事業上擁有一個人人稱羨的頭銜無關。這股力量幫助我們發現再熟悉不過與連結甚深的生活表象之下，生命的無常與靈性的存在，我們可以稱它爲「靈性」「靈魂」或「本質」。但不論名稱爲何，這就是「眞實的自我」，而這個「眞實的自我」，不是來自我們的生活環境、經驗與生活點滴建構出來的表象。

2

生與死間轉化的過渡期——兩個境界之間的暫留

放下，接受生命的原貌

就像在草原漫步吃草的乳牛一樣，眼睛渴望看到新的事物，耳朵期待聽到新的聲音，舌頭喜歡品嘗新的滋味。感知器官就是我們內在世界接受外在世界資訊的工具，如果缺少了它們，心靈就像戰場上的將軍沒有士兵便無法作戰。但究竟是什麼樣的東西存在於意識底下，幫助我們「使用」身體與心靈來感受生活的各種經驗?這就如同古代的煉金術一樣，充滿未知的神秘。

我在近午夜時分抵達印度南端的班加爾市，從這裡到麥索是一段遙遠的路程，且一如我所預期的，班加爾市是一個交通狀況極度混亂、空氣污染十分嚴重的城市。當車子駛離班加爾市後，慢慢駛入一條路面顛簸、車流眾多的鄉村道路，整條道路兩旁幾乎沒有一盞路燈，我坐在後座滿是驚恐的看著司機巧妙的閃躲迎面而來的卡車、汽車、人力電動車、摩托車等，交錯混雜、令人頭暈眼花的眩目燈光，灌入耳朵裡的是來自四面八方、各式各樣車輛所發出的喇叭聲。我神經緊繃的開始找尋安全帶，這時才發現沒有東西可以抓，更別提有安全帶可以繫上。同時我也慢慢的了解到，這個駕駛憑藉著只有當地駕駛獨有的「開車節奏」，讓他可以在這樣的狀態中安然行駛，於是我決定放鬆自己，躺回座位上，把命運交給宇宙看顧。就這樣，我在混亂的車陣、持續的喇叭聲與潮濕的空氣中，淺淺的入睡了。

陽光透過窗戶的縫隙灑落，我帶著些許困惑在旅社裡突然醒來。我有些不敢置信，自己現在真的身在印度！同時也有點緊張與後悔，一個全然陌生的環境就這樣在我的面前展開。當下我百感交集，開始懷疑長期練習瑜伽帶領我來到印度追尋自我的想法，是否太過浪漫和幼稚？甚至不止是有點傻而已。

在印度這樣的地方，想要在某種程度上掌控生活的想法是完全行不通的。有時我會覺得遭受挑戰，有時會感到迷惑，有時會覺得有趣，有時則純粹感到沮喪。簡單的說，第一趟印度之旅就像一個測試，試探我對生活舒適度容忍的底線何在，因爲最基本的像是衛生問題、人與人之間的禮儀應對、生活必需品的需求（如衛生紙的使用）等，諸如此類的問題帶來的是「驚喜」或「挑戰」，全憑自己看待事情的角度而定。

就是這樣在一連串的混亂、疑惑與困擾的挑戰裡，我以瑜伽學生的身分，開始在印度生活。我的基本生活簡化到只有一間僅容睡覺的房間，只能以水桶淋浴，而所有衣物則全部堆放在房間的角落裡。當時，我只有一雙涼鞋可以穿，卻必須經常走在未鋪柏油的泥濘道路上；跟旅行社職員約好時間見面，則至少必須預留一個小時的緩衝時間，因爲準時的觀念在這裡根本不存在；雨季時的經常性停電，讓我無法在夜晚透過讀書來度過漫漫長夜，卻也因此使我培養出喜歡在夜裡傾聽雨聲的習慣，而這個習慣也一直持續到現在。

曾經有印度朋友問我，在香港從事什麼樣的工作？我回答對方，自己是一位跨國高階管理人才招聘顧問公司的執行顧問，主要是幫助客戶在這個快速成長的大中國或整個亞太地區，能夠更快速、有效的蓬勃發展。或許是因爲身處不同的世界，所以從他的反應不難看出，我的這段話對他並沒有太大的意義。

某一天，我接到來自辦公室的電話，秘書告訴我有一個案子必須盡快處理，能否把文件傳眞給我。傳眞？在這個古樸的小鎭（雖然麥索算是一個城市），到哪找一台接著電話線、可以把紙張塞進去，以便接收從世界另一端傳來訊息的機器？秘書所提出的這個問題，讓我在電話這頭笑了足足一分鐘。

我並沒有意識到，現代化設備不再存在於目前的環境時，內在防禦系統也應該在某種程度隨之卸除。我們可以放棄多少自己「認爲」需要的東西？當問題來臨時，應該如何正確思考？我們眞能放下自己的喜好，接受生命的原貌？更重要的是，這些問題與答案都會深深的影響我們能否體會生活的點點滴滴，以及如何品嘗生命酸甜苦辣的眞正滋味。

練習，讓身心得以淨化

在麥索待了一段時間之後，我覺得自己像極了一個原本上緊發條，但彈簧慢慢鬆掉的玩偶一樣放鬆。我不止走路的速度變慢，就連吃飯與日常行動的節奏也放慢了。以往不論去哪個城市工作或旅行，每天都會規畫行程，但在這裡卻沒有任何日程表。其實這段期間，我大可以把自己當成來印度旅遊的觀光客，但事實上我並非觀光客，來這裡的唯一目的就是練習和研讀瑜伽。所以，我決定要好好珍惜在印度學習的時間，親身體驗除了學習之外什麼都不必規畫的生活，令這趟旅程不虛此行。

在所有的空閒時間裡，我得以細細品嘗跟隨上師（guruji，意即親愛的老師）Pattabhi Jois在晨間練習的效果。每天的晨間練習都遵循傳統的八肢動態串連瑜伽練習模式，在沉靜的氛圍裡，每位練習者依照自己的節奏練習有順序編排的動作。上師會適時給予每個人不同的動作調整、指令或修正，而這樣的練習就稱爲「Mysore」。基本上，「Mysore」的練習本身與八肢動態串連瑜伽動作順序的深意及內涵，就是每位練習者最重要的上師。練習者必須全心投入，且專注的經過一段很長時間的練習，才能打開體內封閉的能量，引導其進入身體的經絡網。練習者在「Mysore」的練習中，要全神貫注的觀察自身能量的流動與消長、培養清澈的意念，並透過練習淨化身體與心靈的狀態。

然而在當時，我並沒有察覺到透過這樣特定形式的練習，會爲自己的內在深層帶來如此非比尋常的能量，但我慢慢感受到自己有了微妙的轉化——我經常

書活 book life news 嗜讀

2012年7月號

圓神出版事業機構發行
電話：02-2579-8800
傳真：02-2579-0338
圓神・方智・先覺・究竟・如何・寂寞・叩應・書活網
www.booklife.com.tw

出版趣聞・盡在圓神

「挺過來吧！」

【黃安蕊台北報導】國際勞工組織（ILO）發佈「二〇一二年世界青年就業趨勢」，指出全球青年失業率已高達百分之十二點六，有近七千五百萬青年人待業，且未來四年都不可能改善！台灣的青年就業情況一樣嚴峻，據統計，去年15～24歲青年失業率也高達百分之十二點四七！剛跨出校園的新鮮人，在一職難求的困境中，人生如何找到施力點？青春眞的幻滅了嗎？

人生要規劃？盡力就好！

曾經在70年代，以青春熱情向世界對話寫下暢銷小說《蛹之生》作家小野，對於青年人現在的處境，提出如父親般的同情理解，他表示，現在的年輕人，生存壓力相當大，加上主流社會大肆流行「人生規劃、投資理財」等觀念，對青年人來說恐怕太過狹隘，可能還會讓人更容易感到挫敗。

小野以自己一路走來的經驗爲例，說道「**我的人生從來沒有規劃過，包括我的大學志願選填，都是被迫接受，因為家裡付擔不起學費，我只好唸師大生物系，唸完師大，也沒跟同學走一樣穩定的教書路，甚至進入中影**

圓神出版

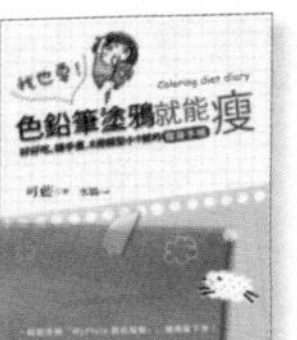

我也要！色鉛筆塗鴉就能瘦

可藍 著 水腦 插畫/250元

好好吃、隨手畫，8週體型小一號的瘦身手帳

只要塗鴉就能瘦！跟著減肥魔女可藍獨創的色鉛筆塗鴉法，8週後，保證擁有小1號的輕盈體型！利用色鉛筆塗鴉記錄表格＋美國最流行、連第一夫人蜜雪兒都按讚的My Plate餐盤四分法原則，讓你絕不復胖！

★特別收錄：My Plate餐盤貼紙＋日系雜貨風手帳貼紙，愛不釋手貼！

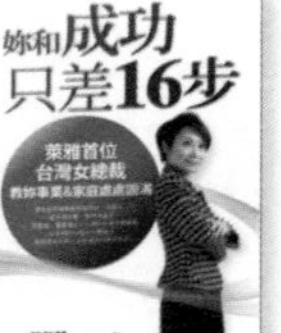

妳和成功只差16步

陳敏慧 著/ 260元

萊雅首位台灣女總裁教妳事業&家庭處處圓滿

從鶯歌小鎮女孩到法國人讚歎的跨國企業CEO，萊雅首位台灣女總裁，分享女人事業、家庭都成功的16個成功關鍵字！她的成功，沒有家世、僥倖，而是一步一腳印的實現夢想，陳敏慧與妳分享自己在職場成就、自我成長、家庭幸福的經驗，讓妳更勇敢、更有勇氣地去追求自己的夢想！

方念華、何飛鵬、吳淡如、鄒開蓮、鄭健國Roger、劉兆漢、湯明哲、戴勝益等16位名人聯手推薦

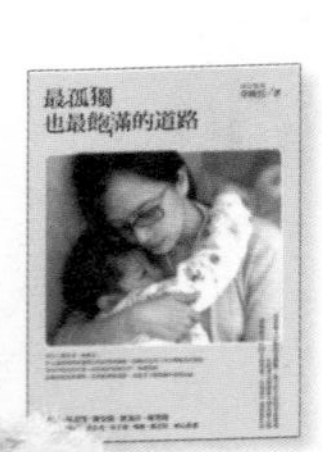

最孤獨也最飽滿的道路

卓曉然（錫安媽媽） 著/ 300元

錫安媽媽繼暢銷書《30年的準備，只為你》後最新作品。身為罕病兒最震懾人心的教養體驗與勇敢靈魂，的母親，由於她的堅強無畏、知遇惜福，這條看似孤軍奮戰的道路，竟感受了最飽滿的愛與祝福。滿心的珍惜，換來堅強的靠山。懂得納福的人，必不孤獨。瞬間感動你心的書，生命在她的眼中如此新鮮、豐盈，每一秒都在為下一秒的更美好而做準備。

小野、林書煒、陳安儀、陳藹玲、郝譽翔等 傾心推薦

錫安媽媽部落格：http://www.wretch.cc/blog/ZionandM

做起台灣新電影運動等創作；一路下來，不管碰到什麼困難，就只想著『事情盡力做就對了。』」他表示，回頭看自己60年歲月，還眞的「很被動、很失控」！但是，他每一個時刻都非常盡心盡力。

雖不能掌握大環境，但可以做好眼前的事。

比起現在的青年世代，小野說，他們那個世代匱乏的是物質條件，但是心靈似乎是相對豐足，做事的態度比較沒有「划不划得來」的考量，大家多半是抱著「能夠讓這件事發生就不錯了」的心情去面對。以拍電影爲例，資金拮据、設備不足，大家就動腦筋想法子克服，反而因此有更多的創意被激發出來，「侯孝賢導演當年就是請不起專業演員，所以找素人來拍，為了避開表情生硬的問題，他只好拉長鏡頭，最後發展出自己一套『長鏡頭美學』」，他提醒年輕的朋友們，「不管什麼位置、什麼環境，先努力去做吧！」

對於青年人最大的疑惑「要學什麼？該做什麼？該如何定位？」小野說，「現在已經沒有什麼專業是可以一輩子不被淘汰的，因此大量閱讀增加廣泛的知識、培養好的判斷力與視野，是很重要的條件。至於『學什麼？走什麼路？』並不會決定人生的發展方向，也沒有什麼事情一定要等到準備好才能出發的。」

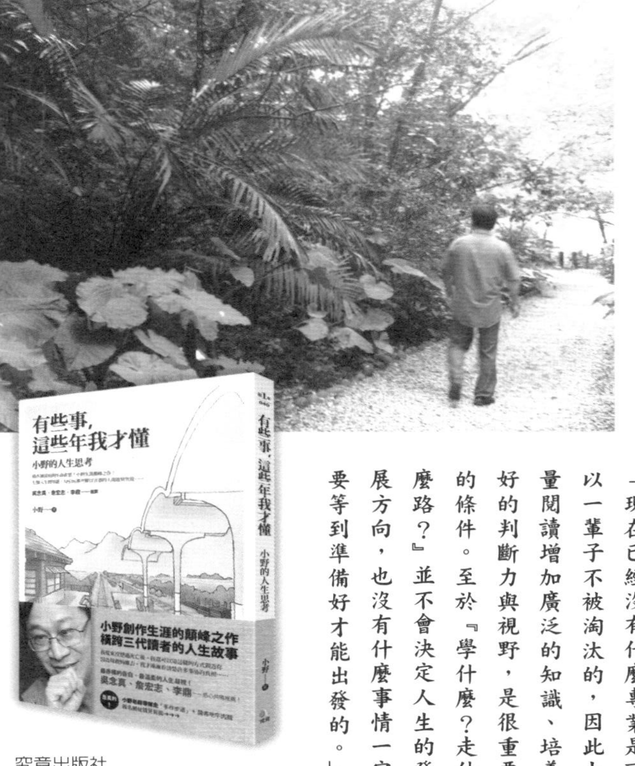

究竟出版社

♥ **敬邀蒞臨簽書見面會：2012年7月22日（週日）15:00@93巷人文空間（台北市松江路93巷2號）**

方智出版

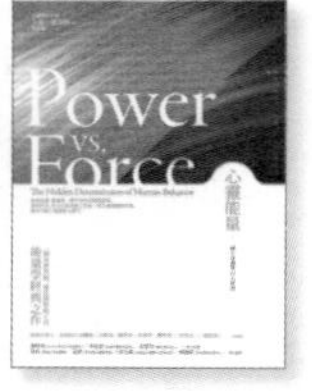

心靈能量

大衛・霍金斯博士 著 蔡孟璇 譯/330元

藏在身體裡的大智慧Power VS. Force

能量學史上唯一經典之作，分辨真假、通往開悟，橋接物質與心靈的人類意識全書！著名心理學家暨精神科醫師霍金斯博士，歷時20年，超過百萬次的測試，發現每個人的身體，連通著一個共享的雲端能量場。透過學習，你可以從身體上得知一切生命問題的答案，進而引動心靈能量大躍升。

德蕾莎修女、楊碩英、李泓斌、朱慧芳 專文導讀

崔玖 、紀政 、張文韶 、陳國鎮 聯合推薦

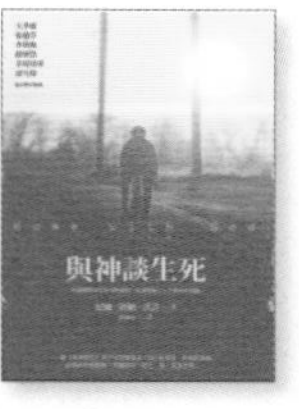

與神談生死：Home with God

尼爾・唐納・沃許 著 Jimmy 譯/370元

完整探討「死亡」與「死後世界」，繼《與神對話》席捲全球1500萬冊後的生命經典！尼爾・唐納・沃許以本書回答了每個人都渴望詢問的問題：一旦你理解對死亡曾有的疑問，你也就理解了人生的所有問題，在全然的和平、愛與喜悅中，活出此生的生命藍圖。

王季慶、張德芬、李欣頻、趙翠慧、辜周靖華、周介偉 超越生死推薦

★網書贈送《與神談生死》語錄精華手冊一本

♥ **敬邀蒞臨Live!《與神談生死》新書導讀會：2012年7/20、8/1、9/1 報名請上：http://CWG.soul.tw**

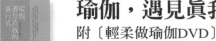

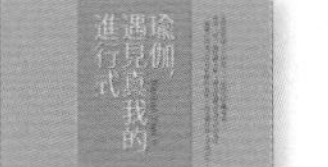

瑜伽，遇見真我的進行式

Rachel Tsai 著/ 280元

附〔輕柔做瑜伽DVD〕

——萊雅首位台灣女總裁教妳事業&家庭處處圓滿》，分享她如何在每一個崗位上經營與努力，對即將踏入職場的新鮮人與追求家庭事業成功的女性，這本書無疑是最受用的指南。

陳敏慧　分享成功之道

關於職場成就，她說：

請勇於「敲門」，開啟自己的機會。

請擁抱每一項任務，因為它們代表了更多的機會。

請愛上冰冷的報表數字，因為它們是最老實的鏡子。

關於自我成長，她說：

請熱愛所有的變動，因為它們加大妳人生的「框」。

請相信自己的能量，因為它們轉化挫折為挑戰。

請向典範學習，因為他們讓妳看見天空的廣闊。

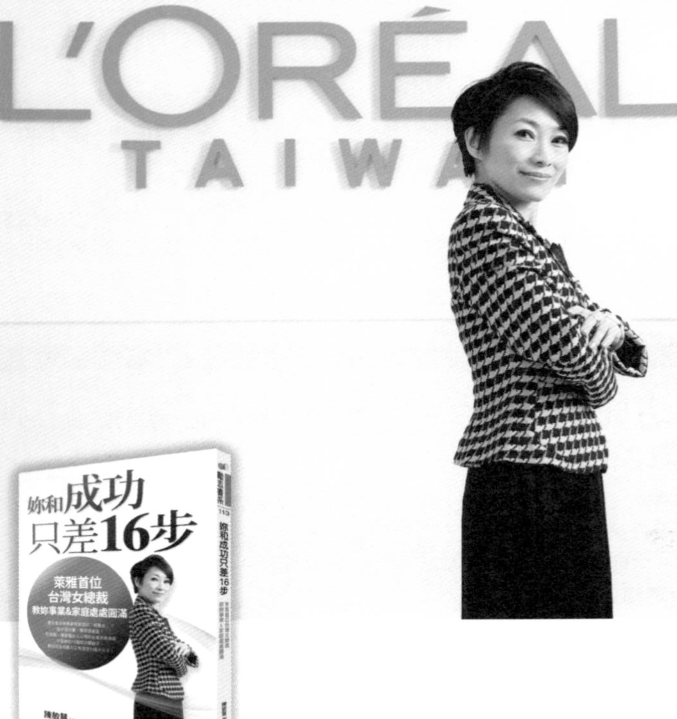

官網： http://www.Booklife.com.tw/adam888.htm

♥是真的！小野老師帶隊走「手作步道」！吃牛肉麵！2012年7/28,8/5活動詳情http://www.Booklife.com.tw/adam888.htm

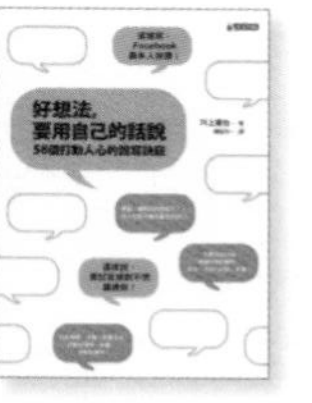

好想法，要用自己的話說

川上徹也 著 賴庭筠 譯/ 240元

58個打動人心的說寫訣竅 自分の言葉で語る技術

複製・轉寄的話感動不了人，別人的話也無法塞進你的口。網路時代社交必備的說寫祕技！本書提出58個易懂好學的竅門，教你「用自己的話」表達，從此戀愛、求職、教養子女，經營部落格、臉書更輕鬆順利！這樣寫，包你FB最多人按讚！這樣說，面試官 對不想錯過你！

如何出版

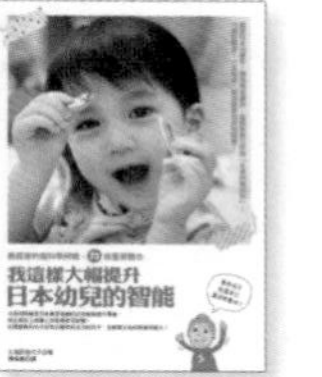

我這樣大幅提升日本幼兒的智能

久保田佳代子 著 博偉晨 譯/260元

最厲害的腦科學阿嬤，73個重要觀念

風靡日本30餘年，備受專家讚許、造福無數父母的「久保田育兒法」，解決你所有育兒困擾！作者久保田阿嬤是日本最受信賴的幼兒智能提升專家，與身為腦科學家的丈夫久保田競，根據最尖端的腦科學，幫助你激發孩子的天賦，用最簡單的方式培育出聰明有活力的孩子，解開父母的焦慮與壓力！

★特別收錄 母子笑開懷！腦科學阿嬤的14道簡易蔬菜食譜圖

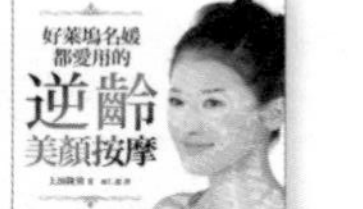

好萊塢名媛都愛用的逆齡美顏按摩

上田隆勇 著 林仁惠 譯/ 260元

附〔精美全臉穴位圖解海報〕

史上最強、最實用、最詳盡——詳細圖解穴位終極版！絕無僅有的臉部完全透視，解剖！

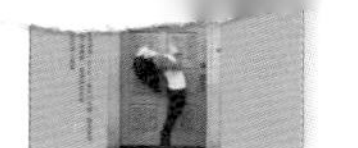

瑜伽，是心靈感[illegible]之道，讓你與真實的自我相遇，走向心靈自由的旅程。跟著作者Rachel，從外在的瑜伽練習，遇見內在的阿育吠陀養生法，就能內觀真實的自己，強化身體健康。而練習瑜伽最終的目標，即是要從表象中解脫，得到真正的自由。

★隨書附贈「輕柔做瑜伽」DVD：每天20分鐘，脊椎釋放、☒動消化、女性月事療癒、安撫神經系統。

♥ 免費體驗Rachel 老師帶你「遇見真我」瑜伽課程&簽書會　活動詳見：www.Booklife.com.tw

先覺出版

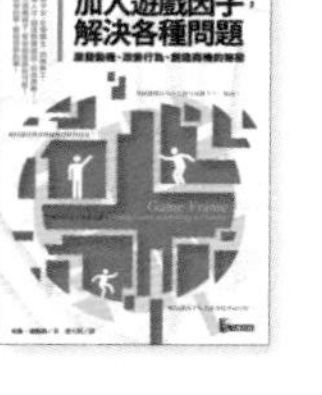

加入遊戲因子，解決各種問題

亞倫．迪格南　著　廖大賢　譯/ 250元

激發動機、改變行爲、創造商機的祕密Game Frame

遊戲，是觸發人類慾望與潛能的最佳工具！加入遊戲因子，讓每個人心甘情願動起來！《紐約時報》《華爾街日報》《富比世》特別介紹，本書教你如何把遊戲因子融合在生活中，創造遊戲般令人沉迷的體驗！教養子女、引導學生、訓練員工、徵募人才、創造熱賣商品……遊戲因子都可以幫你解決問題，創造全新的契機。

行銷大師 賽斯．高汀強力推薦！

究竟出版

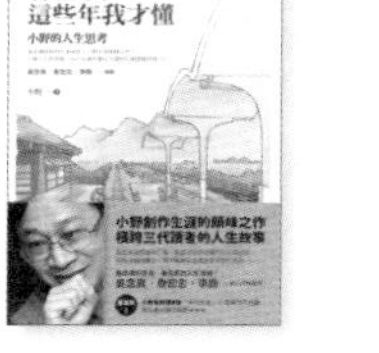

有些事，這些年我才懂

小野　著/290元

小野的人生思考

最赤裸深刻的生命省思！小野生涯顛峰之作！七個人生問答題，勾引出那些難以言盡的人間溫情世故。小野說：「因為母親的離去，我才漸漸看清楚許多事情的真相……」這本書，是小野最赤裸坦誠的告白與回顧，人生有許多的「原本」與「後來」，有些事，似乎真要隨著生命的經歷，我們才會慢慢的懂了。

吳念真、詹宏志、李崗　感心共鳴推薦

小野說，**「自己就是面對失控的人生而能好好活下來的最好例子了，所以，沒有什麼是過不去的！」**

小野那個年代還有像吳念眞導演、李安導演，甚至年輕一代的魏德聖、鈕承澤等人，都一樣走過失控的人生，但卻能挺住一次又一次的失敗，**他們都不曾在心裡面遺忘人之為人的尊嚴，不曾失去人性的溫度**。小野將自己的童年、青少年到後來成名的各階段動人故事、以及經歷思考沈澱之後，以7個人生大哉問的方式來呈現，一篇篇眞實生動的故事，被譽爲小野創作生涯的顚峰之作《有些事，這些年我才懂：小野的人生思考》將爲今年文壇最受矚目的作品。

「勇敢敲門自我推薦！」

【台北報導】陳敏慧是萊雅史第一位台灣籍總裁，也是亞洲區13個國家中唯一的女性總裁。她靠著四封自我推薦信，成功的敲出每一個關鍵機會。

台大外文系畢業的陳敏慧，當年爲滿足家人期盼她任教職，以提供家裡穩定的經濟，於是沒有師大教育背景的她就主動寄出自我推薦信到學校，順利取得人生第一個工作。在接下來的人生裡，她又用第二封自我推薦信進入奧美廣告公司，用第三封自我推薦信進入美國寶僑公司，成爲美容零售業業務代表。最後一封自我推薦信，使她贏得 American International Management School（國際雷鳥學院）獎學金。四封自我推薦信讓她的職涯一路從教師到業務到行銷管理，直到今天的萊雅總裁的位子。

積極進取，永遠充滿工作熱情的陳敏慧表示，一封自我推薦信，雖然只有薄薄一封，但只要你有強烈的意願和動機，字裡行間清楚證明你的熱誠，對方收信一定會被你感染，而且樂意爲你開啓新的大門。

這位被法國總公司讚嘆的鋼鐵女子，在七月出版的新書《妳和成功只差16步感覺自己已經不是原本那個熟悉的自己。舉例來說，我發覺自己非常享受在早餐後，坐在陽台上喝一杯自己慢慢煮的印度香料奶茶，也很喜歡處在思緒和思緒之間暫留空白的時空。事實上，那是一種非常奇妙的感受，我既不是在做夢，也並非心不在焉，反倒是很覺醒的觀看自己所處的空間與當下。像這樣全新的體驗，加上我在印度的簡樸生活，讓我可以從對事情既定的慣性反應模式中獲得釋放，把我自原本制約的生活中遠遠的抽離。最重要的是，縱使強迫自己做出反應，也能受到控制，在印度緩慢的生活步調使我明白——我可以選擇擁有充裕的時間，也可以選擇讓自己變成一個有耐性的人。

就像含雜質的水被蒸餾淨化，透過每天的練習，我的身心均受到洗滌與淨化。最可貴的是觀看、覺察和等待自己轉化的過程，那是一種沉靜卻徹底脫胎換骨的經歷。這個過程與「不朽甘露」的神話寓意有異曲同工之妙。「攪拌乳海」有其特定的目標，所有意識的轉化就像攪拌黑暗池水般，洞察和內省的見識會從我們的意識層面，甚至是潛意識或無意識層面深深的被喚醒。

當印度的生活經驗帶給我的新奇與新穎感受沉澱後，香港的生活點滴再次從記憶中浮現。我想起用書籍、藝術品與世界各地帶回來的紀念品布置而成的甜蜜的家，想起與我當時的伴侶及心愛的小狗一起生活的美好回憶。但我也沒忘記離開香港前，這個甜蜜的家爲我帶來的束縛，以及工作所造成的壓抑。當時我獨自一人拋開一切來到這個遙遠的角落，在這裡，我可以誠實的面對自己：到底是自己出了狀況，還是生活出了差錯，又或者兩者皆是？在尋找解答的過程中，我的第一個感受即是失敗，有了這樣的醒悟後，緊接而來的則是靜默的哀傷，因爲我不知道自己怎麼會走到這一步。

肉身毀滅與生命輪迴轉化之間的靈魂出竅期間稱爲「中陰」（Bardo），這是藏傳佛教的觀念，即生命在肉身已死但靈魂尚未轉世時，仍遊蕩在許多世或無盡輪迴的過渡時期。如果人生在世時曾專心一意於靈性修行，那麼在生死輪迴轉化的過渡期便能獲得清明的洞察力，領悟宇宙世間的各種現象與生命生生不息、萬物創造的用意；如果沒有，則會因對俗世的執著、無知的反應與無止盡的欲望，而在業力輪迴的魔障織網中越陷越深，無法自拔。

轉化，瑜伽引導我前進

當我反思過往，首次的印度之行對我而言就是人生的分水嶺。我何其有幸能夠接觸瑜伽，使它成爲生活中重要的支柱，讓我能得以接受生命的原貌，並且對生命提出質疑。或許我從中獲得的最大恩典是開始了解到目前爲止，自己在每個行動與抉擇背後的意圖及其中的不足。

當日常生活由內而外的逐一瓦解，覺醒的過程有時令我情緒完全潰堤，經常淚流滿面；但有時卻讓我覺得放下重擔，快樂得像隻自由飛翔的鳥。每一次的練習就是再一次的身心淨化，當我因爲現有的根基遭到強烈的質疑，而產生動搖甚至瓦解時，就是新的基礎自然而然重建的開始。最重要的是，我內在的信念越趨堅定，宛如大樹向下結實扎根，這個堅定的信念無關於自我，而是來自對瑜伽的眞實誠懇的信任。瑜伽的精神不在於其外在的物質形式、系統或探討人類起源的老舊哲學，無論在何時何地進行瑜伽練習，都可以爲瑜伽練習者指出一條直接面對眞實自我的入口。瑜伽，不再只是我從書中讀來的句子、不再只是我聽到的字彙，或是我內心裡曾經以爲的樣貌。瑜伽，無庸置疑已成了部分的我，因爲我已經品嘗過生命的眞正滋味，已經摘下有色眼鏡來看世界、卸下心防來感受，不帶任何偏見來聆聽。

在麥索待了兩個月後，我收拾行囊以一個全新的樣貌返回香港。雖然我覺得新的自己還不夠堅強，卻比以前更加勇敢，就像蛇脫掉一層皮一樣，需要時間適應，但已朝氣蓬勃。回到香港後，有不少困難的事情需要面對並做出決定，原本熟悉的世界也因爲自己的某些選擇而天翻地覆。有時我不禁對自己的判斷及決定抱持質疑的態度，但我只是撇下這些感覺，繼續自己的瑜伽練習，並時時提醒自己不論面對恐懼、質疑與痛苦時都要有耐性。

轉化是一個美麗的詞彙與概念，但轉化的過程卻非常不容易，因爲它並不是時時刻刻都充滿靈感或智慧見解。轉化的過程充滿重重關卡，就如同至上神聖的克里希那在講述瑜伽經典《薄伽梵歌》時所言：「人的生命過程其動力來自於信念，無論其信念爲何，他就是那信念的顯現。」生活環境與發生的點滴都是爲了展現、建立與昇華我們的信念，而我們終其一生會不斷面臨信念的考驗。已經找到信念的人十分幸運，無論有多大的考驗與磨難橫阻在前，只要抱持堅定的信念都會無懼的通過。我很幸運有瑜伽引導我，即使生活不會總是晴空白雲與萬丈彩虹般的美好，但瑜伽賦予我勇氣面對惡劣的暴風雨和動亂。

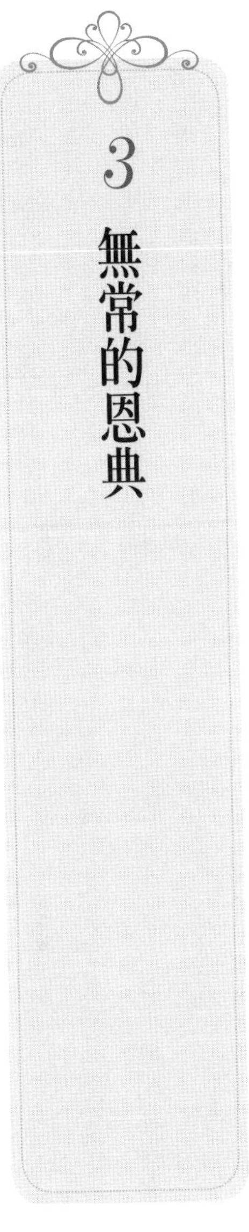

3 無常的恩典

以下的信是我寫給一位參加泰國師資培訓課程的學生。在培訓課程中，我教導的是瑜伽歷史與哲學，而這位貼心、敏感的學生經常在我與他們分享所學時，爲瑜伽深奧且豐富的淵源，深深感動。

自從我開始成爲一位瑜伽老師，我給終被學生在瑜伽道路上因學習而觸動心靈所展現出來的美好與良善感到驚喜。雖然他們還不明白良善與美好其實早已存在自己的體內，只是透過瑜伽練習反映出來罷了，因爲人們經常會忽略本身早已具備的美好特質。

親愛的Z：

妳和一隻美麗飛舞、暫停在妳手指上的蝴蝶，共享幾個陽光微風的片刻，眞是一幅美好的畫面。而且妳所描述的那些景象，一點都不詭譎、怪異。當我們開發自身的感官意識，就會發現與生俱來的洞察力與先見之明，只是大多數的人都不知道如何運用這些能力。

我們所經歷過的每一件事情，無論好或壞，都形成了身心結構，而這一切造就了現在美好的妳。實際上，生命裡發生的點點滴滴並沒有好壞之分，端視我們的所作所爲，以及如何使它們成爲滋養個人成長的肥沃土壤，而那才是重點。我的心思回到多年前躺在復健中心床上那位滿心畏懼、焦慮和困惑的小女孩身上，但我爲現在的妳感到欣慰，現在的妳宛如一朵盛開的花朵，比起以前更加柔軟但也堅強，像一棵努力往天際高處延伸、茁壯的美麗大樹。

請永遠記得那隻蝴蝶和那段美好時光，但也不要否定那些充滿猶豫和疑惑的時刻，所有的事情現在都成爲過去了，過去的所做所爲不能代表我們現在是什麼樣的人，知道自己是誰，遠比我們曾經做過的事情來得重要。

在人生這條道路上，我們做的每個選擇都是爲了孕育清明的心智與慈悲的胸懷；我們走的每一步路都是爲了更接近眞實的自己，而此時此刻是歡慶擁抱自由的時候了。

謝謝妳與我分享這麼美妙的時刻，妳與停在手指上的蝴蝶，彷彿就像在我的眼前，我可以清楚的看見你們，我感覺到自己打從心底笑開來。

隨信附上我對妳的關愛與正面能量，以及對生命最圓滿的祝福。

Rachel

簡短又簡單的問題，總有出人意表的影響力，在進行阿育吠陀的諮詢時，我會針對前來諮詢的人設計一張完整詳盡的問題表單，裡面包含飲食、生活作息、病史、日常活動等，這些問題可以提供有關諮詢者在某一個階段裡的生活縮影，也許是一年、二年、十年……直到現在的生活狀態，這全賴諮詢者的個人本質及想要諮詢的目的。我曾不止一次的問諮詢者：「你覺得現在的生活快樂嗎？」他們通常會茫然的看著我，且無法做任何反應，有些人甚至會忽然崩潰大哭，這是因爲問題喚起他們內心深處的某種想望和失落。

記得有一位諮詢者，她也是我的瑜伽學生，當我輕柔的提出這個問題時，她便開始啜泣。我們一起審視她飲食失調的痛苦記憶，並談起入她治療厭食症的那段艱苦、晦暗的過程。我握著她的手，陪伴她哀悼失去的青春歲月。然而，在我眼前看到的卻是一個美麗而勇敢的靈魂，同時也看見了多年來背負在她身上、占掉年輕歲月絕大部分時間的痛苦掙扎，以及因此失去的純眞。

當事情一件又一件發生的時候，人們才會感覺到生活的存在。雖然大多時候我們會隨波逐流過日子，但對大部分的人而言，由生活中發生的事情來爲生命下定義，卻是一種常態。不同階段發生的事情都成爲人生的里程碑，如畢業、嫁娶、轉換工作、新生命的誕生、擁有人生第一個不動產、移居國外、海外旅行、生一場大病等，這些都只是豐富的精神生活短暫的外在標籤。

人們以爲做了什麼行爲，就象徵自己是什麼樣的人，而這種想法也總是讓我們不管在做任何事情時，都需要得到外界的認可，同意自我形象的價値觀。這樣的想法，讓我們在無法進入名校就讀、找不到理想的工作、無力維持穩定的人際關係時，感到羞愧與罪惡感，並且成爲生活裡的潛意識動機。而這種深刻的感受，則來自於想要掌控生活的一切及擔心失去的恐懼感。人身為群體動物，在某種程度上總是渴望能夠得到社會的認同，但同時也在尋求自我的存在。

了解無常，才能眞正認識生命

當我從印度返回香港，企圖重新建立新生活時，受到外界許多責難，承受了很多憤怒的情緒與傷害，但我想大部分應該來自於身邊的人對我的懷疑，其中最具爭議的就是離婚這個決定。很多人對於我的改變，簡單的貼上了「中年危機」的標籤，而且我也覺得這的確是一個非常正確的說法。

我的行爲引起身邊的人強烈的評論與批判，忽然間，我面對著內在兩股欲望的拉扯，一邊是希望能夠得到認同，同時取悅別人的欲望；另一邊則是渴望爲自己規畫新的人生方向，朝新的境界邁進。但這兩股欲望卻相互對抗外界對我強烈與具體的指責，使得我對於自己所做的決定，面臨了巨大的考驗和反省。

瑜伽練習賜予我最珍貴的禮物之一就是誠實。對我來說，這是第一個也是最重要的禮物。我選擇誠實做自己，即使解構與重建之路走來經歷許多動盪不安，但我卻從中明白了有些人也許選擇了解我，而有些人則選擇由一連串發生的事情拼湊出對我的印象。不過，無論別人對我有什麼看法，我都不會放在心上。

我們都知道，佛教教義裡的根本概念即是「無常」，這個概念也是瑜伽哲學裡的基石。當人們談到無常這個概念時，通常是因為懷念某段美好的時光、某段刻骨銘心的關係，或是曾經失去鍾愛的人，只有處在這些特別的時刻裡，人們才會以一種哀痛的語氣提到無常，並且明白「好景不常在，好花不常開」的道理。

無常並不邪惡，也不是在天上神祇對人類行為的懲罰。了解無常的道理才能認識生命，沒有真正自省與反思無常對於「我」，一個單獨的生物體的關係，就無從了解自我。而瑜伽練習提供了一個工具、系統和環境，來顯示無常乃存在的核心。

當我們經歷了無常，並打從心底認識無常，便會開始看到這個奇異世界裡最美麗、歡樂，或是苦澀、悲慘的現象，這些現象同時也譜成了人生神奇美妙的不同面向。重要的是，我們沒有辦法看到無常，只有在無常事件發生時，才能體會到它的存在。而無常的存在通常還會牽涉到「時間」，我們只需要花點時間，安靜片刻來反思自己，便能了解無常無所不在的掩蓋著生命存在。我們的外貌、軀體、情緒、注意力、態度，甚至性格的轉變，這些在人的一生中，隨時都在改變。

在瑜伽與佛教的教義裡有許多的哲學概念與字彙，可以成爲我們了解無常的根基與管道。這些概念與字彙都有一個共通性，那就是著重於心智背景，以及「心智容器」的經驗領域練習。事實上，如果沒有心智容器，就沒有心智的存在。心智容器裡頭包含了許多心智內容物，如想法、情感、感覺，甚至是我們在腦海裡杜撰的故事、情節、理論和觀點等。

勇敢踏上尋找自我的道路

從印度回到香港的我，就像一艘獨木舟順著急流而下，雖然曾經試圖穩住船身，讓小船在變化多端的湍流中不致翻覆，但有時我覺得很不穩定，有時又對處境感到懷疑，這和移居海外或迎接生活的另一項挑戰，情況並不相同。雖然搬到新環境與面對新挑戰一樣令我感到害怕，但害怕之餘，還是會夾雜著興奮、期待之情。結束任何形式的關係，不論是愛情、工作、友情，都是一個極爲深刻的過程，我們自然會感到痛楚、不捨與愧疚，因爲每段關係的經營會與我們很多的自我認同緊密連繫。從一段關係的經營，可以看出雙方如何在現實生活中共享一切，更是自我最深切的不安全感、愛人與被愛、被欣賞，以及是否能對自己與別人不設限的能力的投射。

我如實的持續每天的瑜伽練習，拂曉便站在瑜伽墊上，將自己交給這個練習的過程，在完全中立與安靜的空間裡，觀看氣息和內在宇宙的演變，這樣的練習就是一種療癒。當我在墊子上的練習進入一種動態冥想的觀照，透過身體外在的練習整理心緒，感覺內在有些東西在內觀的過程中被釋放出來，有些東西則在建構中。儘管我自認對瑜伽的姿式與動作序列都已經很熟練，但是每天的練習與任何一天的練習幾乎沒有相似之處，透過克服身體各方面的限制，我發掘另一個嶄新的內在世界，就像發現了一座早已被主人遺忘的神秘花園。

每次的練習都幫助我剝去層層的自我評判，以及希望獲得認同、讚美與賞識的自我投射的外衣，這些心理需求與隨之產生的結果都來無影去無蹤，像泡沫般的幻滅。只要我不受其控制、不被綁住，有這些需求並沒有什麼不好，生命不是一場人氣競賽，也不是一齣只想扮演自己喜歡角色的戲劇。

這樣的領悟只有當我們關注所經歷的生命內容時才會產生，這即是覺察，也就是前面我所提到的心智背景、心智容器的觀念。這是對無常的審思——自我到底存在哪裡？存在於性格中、外在累積的成就和經驗裡，或是成功和失敗裡。

自我意識的調整與轉變不斷在變形，時時刻刻都與自我內在的需求及對外在現實環境反應的互動與刺激密不可分。無論外在環境如何變化，只要能夠在當下誠實的覺察和觀照，那麼不管是在墊子上練習或墊子外的生活，都能夠發掘更深層、更廣闊的自我覺知，自我覺醒也能夠達到新的層次。

生活裡的每個事件好比是現實的信使。你的現實對你來說，是非常個人化及獨一無二的眞實。也就是說，每個人的性情與特質打造個人獨特的觀點，解讀發生在眼前的情況與事件，這個觀點帶給我們全新的「世界觀」。它可以打開我們的新視野，或是強化我們的舊觀念。

瑜伽即是自由，不被僵硬、頑固的自我所綑綁、覆蓋。這個自我若是被永無止境的欲望驅使，生命便會出現一連串的痛苦與恐懼。如果我們想要脫離只能處在愛與恨兩極的狀態，昇華生命的空間，擁有自由，那麼就必須脫離原本熟悉、卻令人感到窒息的狹隘性格所設下的陷阱，並且勇敢的踏上尋找眞實自我的道路。

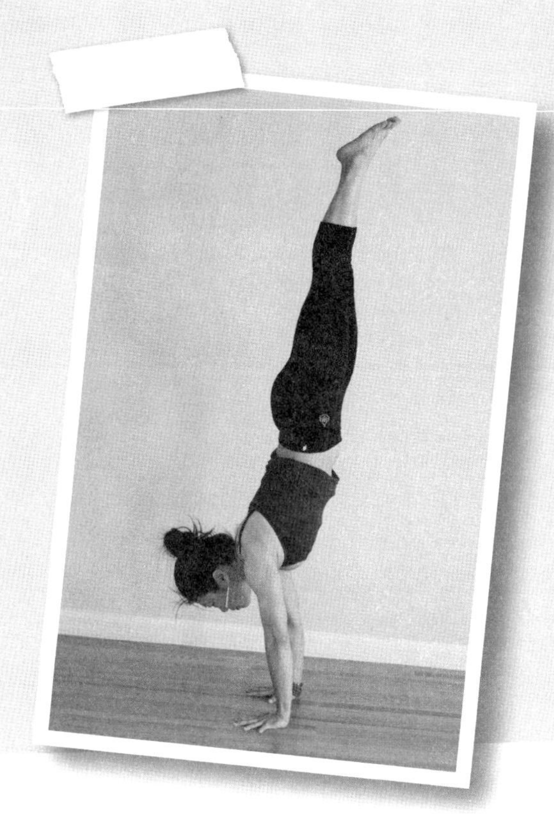

第四章

瑜伽的療癒科學——阿育吠陀

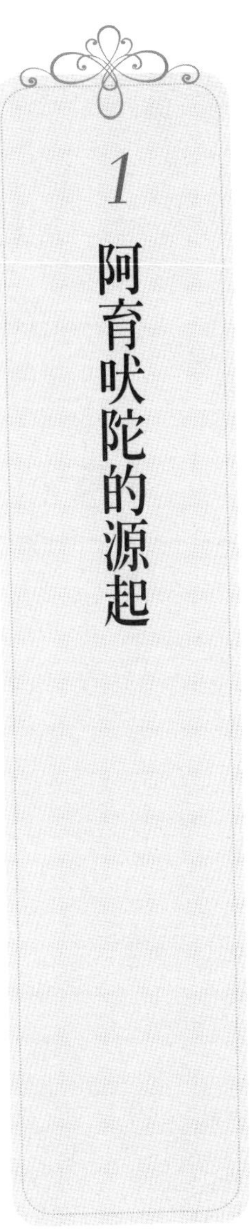

1 阿育吠陀的源起

人類無止盡的破壞大地

大多數的人都認爲自己過著自由選擇的生活，舉例來說，住在富裕城市的我們有許多豐富、多樣化的食物可以選擇，這樣多元化的飲食似乎突顯了我們有所謂選擇的「自由」，但事實上大多數的人在吃飯時並非自己選擇食物，而且完全相反。

昨天、上個月、甚至去年選擇把什麼食物放進嘴裡，幾乎完全決定了現在我們這個人的組成。但人類卻經常忘記，身體是一部高度精細且設計複雜的機器，其中最奧妙也最容易被忽略的環節，即是這部機器的功能運作必須與周圍的環境保持同步的韻律和平衡。進一步來說，爲了保持這部機器的平衡及良好運作，它必須遵守與環境合作的規則，才能與眾生和諧，快樂的共享大自然。這意味著如果我們按照大自然的法則生活，那麼便能擁有健康、快樂、充滿活力的和諧生活。

可是，當我們忘記自己並非自然界裡的萬物之王，而把大自然的資源當成取之不盡、用之不竭的自助餐時，我們就會爲自己的所作所爲嚐盡苦果。像是日常生活中一頓飯裡的菜色，可能會有澳洲進口的魚、美國的家禽、墨西哥的蔬菜與南美洲的水果等。但是，我們經常忘記每個季節所擁有的當季食物與水果，北半球沒有就從南半球進口，無視於所在地給予的食物與氣候、環境相連的道理。

就讓我們誠實的來看所謂現代化的生活方式——人類無止盡的擴大耕地，侵占其他動物的棲息地；塡海造地，以取得更多的土地來蓋購物商場和停車場；過度生產各種農作物，以致於需要更多的土地與便宜的勞動力；把各種有毒的廢棄物倒進海裡，傷害了無數海洋生物，嚴重破壞了環境生態鏈。

很多時候，飲食行爲只爲了滿足欲望，掩蓋對生活、工作、關係的厭倦感與逃離現實的一種娛樂。而健忘則是現代人最大的通病，因爲我們總是忘記自己是這片土地的子女，這片土地供給我們生活、睡眠，讓我們立足其上，生活中的每個生物都獲得這片土地豢養，但我們卻毫不猶豫的開採、濫用，甚至污染這片大地。

健康就是身心和諧的狀態

阿育吠陀不僅是一門醫學體系和療癒科學，大至整個宇宙的秩序，小到人類內在的心靈探索，都有一套詮釋的方法。除此之外，阿育吠陀也教育人類自由與責任兩者的關係，不論是在課堂上或教材本身，它所教導的就是生命的本質。

古代聖人、阿育吠陀聖醫查拉卡（Charaka）認為宇宙環境間任何行動，效果來自於施行行動的物質（元素）。根據阿育吠陀的理論，宇宙構成的元素有五行（空氣、火、水等），以及心靈、精神、時間與空間，這些全都是物質（元素）❶。在人類所有的生命體現中，活動時時刻刻都持續在發生，透過阿育吠陀的顯像透鏡來看待人類的所有活動，將會看到未經任何遮掩、全然在眼前展開的因果關係，生活裡的每一個環節都是生命最謙遜的教材。

阿育吠陀是瑜伽的療癒科學與生活藝術，它跨越時間、空間的限制，充滿活力的在臨床實踐與理論進化的持續發展已經超過千年。它對於生命、人體健康和療癒等不同方面的知識，提供了許多可用的詞彙與工具，幫助我們去看、去了解、去領悟因果關係這個永恆不變的至理。它有利於有自覺的眾生明白人類所有的體現，可以幫助人類達到整體健康和提供持續有效的方法，而這也是我們追求的生活根本。

人類生活的小宇宙反射出外在宇宙宏觀的縮影，健康與平衡不是一個自力隨意製造的狀態，而是一個身心和諧的狀態與存在，它反映出來的是以一種沒有過多壓力、充滿活力與運作效率良好的內在狀態，而這也意味著身體的內在宇宙與外在世界的互動關係良好。不論是消化系統（飲食、食物）、免疫系統（身體和心靈對於不斷轉變的外在環境與生活中發生的大小事情的穩定性與適應力），以及對一種深深在內和諧、愉快、清晰的感受（以對的方式在群體社會生活，是感受的原因之一），任何形式的內在矛盾或沒有癥兆的暴力傾向總會導致生活失調，而暴力的根源則來自違反我們與生俱有的本能與智慧。

當下生活的趣味來自於經年累月的經驗累積與攝取，每個人對於現實生活都有屬於自己的版本，無論何時當我們把注意力轉移到當下，帶著謙恭與誠實的態度學習大自然一直以來教導我們有關幸福、良善和博愛的觀念，便能看見宇宙萬物的獨特性，而這份領悟也會消弭孤立、強硬與暴力，並創造出彼此的連結、慈悲心與和平。

> 有真正大智慧的人，如果期待生生世世過著幸福，有意義的生活，會盡最大的努力遵循促進健康的飲食、生活作息與生理運作功能。
>
> ——《阿育吠陀經》第七章第六十節

注釋

❶ *Charaka Samhita*, Chapter I verse 48。

2 阿育吠陀的基本原理

宇宙五大元素

古印度傳統的宇宙論裡明文記載，宇宙中的萬事萬物是由五大元素組成——空間（乙太）、風、火、水、土。舉例來說，我們吃一根香蕉、一顆蘋果，喝一杯水、牛奶或紅茶等必須分解成這五種元素後，才能被消化道分解、被細胞吸收，和身體裡的五行整合，而這五大元素也存在於自然界中的氣候、天氣、山水和環境裡。當雨季來臨時，有大量的水分在體外，體內的水分自然也會增加；當外在環境溫度增高時，體內相對的也會比較熱（至於是濕熱或燥熱，就看所在當地的濕度）。

空間是五行裡第一個創造的元素，它無所不在且非常穩定，同時也是其他四種元素的背景。有空間就會產生風動，風是恆動且不定向的的元素，如果我們打開窗戶，室內的風與戶外的風便會產生對流，直到兩邊的質量相等，風的流動才會靜止。而風的力量則取決於其他元素的組合，例如龍捲風的形成，主要因素爲風；而暴風雨和颱風的成形，則包含了風和水。火是主宰「烹煮」的過程及轉化，顧名思義，烹煮的過程會因溫度的改變帶來狀態的變化。水和風一樣，都是恆動的元素，但水不像風是不規則的變動，水流動的方向永遠隨著地心引力的作用而向下流動，水的狀態改變則起因於火的溫度變動。當溫度下降時，水便會結成冰；當溫度持續升高時，水則會被蒸發成水氣；空間中的雲層是水蒸氣形成的，但當雲層的密度增厚時，雲層又會再度變成水而開始下雨。

至於土則是五大元素中重量最重、且最肥沃的一個元素，如果它與水混合，就會變成泥漿；如果對泥漿持續澆水，則會變成沙土；如果把泥漿拿來煮，火元素便會把泥漿的狀態變成黏土，黏土可被運用來澆鑄成形，變成一個有形的空間，例如可以做成一支花瓶、一個杯子或碗。雖然土看起來是堅實牢固的，可是一旦遇到傾盆大雨（水元素），就會被洪水沖刷流失，導致崩塌。

這五大元素與我們的生活息息相關且無所不在，或者更具體的說，這五個元素無窮盡的組合變化，展現了整個宇宙全貌。

三個督夏——風、火、土

古印度智者在千百年前觀察宇宙萬象後，發展出阿育吠陀理論系統的中心——三個督夏（Tri-dosha），即風（Vata）、火（Pitta）、土（Kapha）。我們可以運用這個分類爲基礎，進而探索三個督夏與五大元素在人體內與外在環境的關係。透過阿育吠陀來思考，再對照人的本質的分類，不但不會過於簡化，反而變得越來越清晰豐富，隨著時間的演變，傳達出稱之爲「我」這個生命有機體的所有生活面向。

阿育吠陀的三個督夏既不是物質也不是實體，它們其實從來都不是靜態的能量與力量，風、火、土三者互相配合也互相作用，有時甚至還互相壓制和阻礙。其中 **Vata** 是由空間和風組成，其能量始終都是動態的；**Pitta** 來自火和水的組合，其能量是不斷的代謝和轉化；而 **Kapha** 則是水和土的結合，其能量是凝聚和穩定的。這三個督夏在人體體內從來沒有停止活動，而生命其實就是這三股生命能量持續運作的歷程。

當三個督夏在質與量上一同合作，健康的抗衡，將處於互相平衡，且維持一個動態的和諧，它們會發揮其正常的功能——滋養身體。但是當質與量失衡時，它們就會帶來疾病。

Vata——空間和風

Vata的特質是冷的、乾的、輕的和流動的。它表現出來的是乾燥、粗糙和沒有規律，任何變動、運轉的物質，機能都受Vata的主導，像是人體的神經系統、消化道的蠕動、肺臟的收縮與擴張、神經肌肉的協調動作等。每一個督夏都有它主要的「住處」，而Vata的能量主要存在於人體的結腸、骨骼和肺臟，其感官器官則是耳朵與聲音，主宰聽覺功能。

Pitta——火和水

Pitta的特質是熱的、油的和強烈的。它表現出來的是熱度、變動和流動性，主導有關「烹煮」（即轉化）和「加工處理」的功能，像是人體內的酵素、荷爾蒙、新陳代謝、營養的吸收、感官接收的理解領悟力等。**Pitta**的能量主要存在於人體的小腸、肝臟和血液，其感官器官是眼睛和視力，主宰視覺功能。

Kapha——水和土

Kapha的特質是涼的、油的、重的和濃稠的。它表現出來的是平滑、濕冷、濃度、黏度和停滯，主導穩定和潤滑的功能，像是關節的潤滑液、淋巴排毒系統、免疫力、肌肉和組織組成物、人體「體腔」的潤滑液（如胸腔和腹腔等）。**Kapha**的能量主要存在於胃、嘴巴、淋巴和所有體腔內的潤滑組織、液體等，其感官器官是舌頭，主宰味覺功能。

這三個督夏永遠無休止的爲我們的身體與心靈系統運作，從本質上而言，身體裡的每個器官都存在三種督夏的功能，它們會合成或建構新的組織，代謝或轉化、分解或消滅老舊細胞，並徹底執行所有工作。適度的**Vata**能量，能爲我們的身體所有功能的運作帶來和諧的節奏（身體運動的模式）；而過多的**Vata**能量則會製造不穩定、精疲力竭和神經容易緊張焦慮。適度的Pitta能量，能幫助身體的新陳代謝功能平衡，擁有良好的組織、整合能力與智力；而過多的Pitta能量則會讓身體產生不同程度的「燃燒」（發炎），引起過度反應（過敏）和憤怒。適度的Kapha能量，能產生穩定性、堅定的意志和生活有趣的感覺；而過多的Kapha能量則會造成停滯不前、沉重、組織異常的成長（如腫瘤和囊腫）、陰沉。

三個督夏必須在質與量上都處在一個充滿活力的平衡狀態中，它們一起工作、互相配合並互相抗衡。如何在三個督夏的能量平衡的狀態中生活，不止是科學的探討，更是一門藝術。

三種屬性——身心平衡、行動、惰性

身心平衡（Sattva）、行動（Rajas）、惰性（Tamas），這三種屬性（Gunas）深入表現存在的所有本質，同時也交織出認知、感覺和眼見的人生現實世界。這三種屬性隨著心念的轉變不停變化，而這個變化端看在周遭環境日新月異的生活中，我們吃下了什麼樣的食物、如何思考、如何感覺，因爲身體的活動、腦袋的運轉和身心的關係，都會影響這三個屬性的顯現。

其中，Rajas和Tamas被稱爲「心智的督夏」。Rajas是實現自我欲望和行動的力量展現，它是一股自我驅策的動力，就像在籠子裡的天竺鼠不停的踩著滾輪跑一樣。Tamas則抗拒改變，是一種拒絕接受新的觀點和懶散的狀態，象徵著我們根深柢固的模式和習慣。它們形成一個永無止境的制約反應的迴路，可能會因爲對外來的刺激做出反應，或是退縮到習慣的角落不做任何回應。Sattva的特質存在於我們的內在，偶爾會出現不帶偏見與評斷的全然覺知，它能拓展人生的視野到一個開闊的境界。無需多說，在瑜伽練習和阿育吠陀的學習中，我們想要達到的目標即是要培養Sattva特質。當我們向全然覺知的狀態有意識的前進一步，就能遠離讓身心衰弱的舊有思考模式與慣性行爲。

這三種屬性對人生能發揮持久且強大的影響力，在某種微妙的層面上，它們所塑造出來的督夏結果，會推動督夏趨於平衡或失衡。也就是說，我們當下的身心如何思考、感受和運作，彙整而成的結果，就能建構出我們眼中的眞實生活。

阿育吠陀本質的形成——Prakriti

「本質」（Prakriti）意即創意的母體，它是人類最原始的狀態，擁有最佳的創意力量。

每個人生下來都是獨一無二的個體，在阿育吠陀的理論中，以三個督夏來表示每個個體的本質。三個督夏決定了我們自然的好惡，對變動與壓力來源本能的回應模式，它們無時無刻都在互動，總體結合起來幫助我們做出選擇，並且影響我們的命運。清楚並洞察的內在本質，有助於面對不斷變動的環境與情況，找到方法與知識重新尋回自我的平衡。

透過Prakriti的概念來了解個人的獨特性，只是這條旅程開始的第一步。從生命萌芽的第一刻起，與外在環境的互動便已然開始，因應互動而承受的壓力與初始的改變，從生命仍處於胚胎的階段即已啓動，胚胎孕育的狀態開始轉化與偏離其最原始的本質狀態。我們都知道一個事實：從生命成形開始，人的一生便無可避免的立即展開成長、成熟、衰老，最終死去的生命歷程。但我們卻很少仔細思考生命究竟是怎麼回事，我們當下存在的狀態包含了每個人一生經歷的所有事情（食物、活動、思想、情況及其他），這些經驗在阿育吠陀裡稱爲「現狀」（Vikriti），簡單的說即是失眞。

人的一生都持續經歷著變化，由於來自於環境與經歷過的大小事情形成的所有變數，加速體內能量的消耗，因此我們的現狀和本質其實是大不相同的兩回事。在阿育吠陀裡提到的本質或天性，永遠是完美無缺的，要邁向眞正健康的途徑，就是一趟從現狀回歸本質的旅程。或許可能有人會很務實的認爲，想要回歸到本質受孕存在的那個特定的時空背景下，是不可能發生的。就好比已經做過的事情或吃下去的食物，無法還原成本來的狀態，是一樣的道理。

事實上，回歸本質的意思是我們要在現在生活的時空環境裡，找到方法回到內在與外在環境、時間、空間和諧的最原始狀態，那才是能量飽滿的健康眞義。這趟回歸原始本質旅程的最終目的地不是達到健康狀態便停止，它是一種流暢、充滿活力和智慧的有機流動。要打開健康這個光芒四射的禮物，必須收回我們的創造力，因爲要達到這個目的必須透過紀律、精進、慈悲、內觀與耐性。

每個人獨特的本質和現狀就像一條線兩端的起點和終點，是同時並列存在的。它們顯現了我們現在是什麼狀態及我們可能存在於什麼狀態，代表的是一個動態的旅程。

請記住，雖然在文章裡我不使用太多技術上和醫學上的專有名詞，但是阿育吠陀是一門完整的醫學科學，它包括了解剖學、生理學、病理學、草藥學等。要學習阿育吠陀的生活方式，雖然並不一定需要研讀醫學或接受特別的訓練，也不是讀幾篇有關三個督夏的文章即可，因爲這不是一本介紹阿育吠陀的專業書籍，我在這裡只以簡單易懂的比喻敘述阿育吠陀基本的原理。三個督夏的模式涉及有關人體的生化學與生理學的知識非常深奧，其程度絕非僅限我在這裡所提及的任何主題。

身爲偉大的吠陀科學謙卑學習的學生，我在以下篇幅裡把自己的個人經驗與臨床諮詢遇到的各種狀況，與現代生活中健康方面有關及一些比較常見的問題和案例集結成下列主題。

3 樂在生活

不管你吃進哪一國的佳餚，一旦進到體內，所有食物立刻就會被分解轉化成這五種基本養分——碳水化合物、蛋白質、脂肪、維生素和礦物質。當你吃進身體裡的食物加工過程越複雜，消化系統就要花越多的力氣去抽絲剝繭，才能把吃進去的食物逐一分解成基本的消化元素。

案例A

A：「我的飲食很均衡。」

我：「可否請你詳細說明如何安排飲食？」

A：「我試著變化每天所吃的食物，像是星期一吃中國菜，星期二是義大利菜，星期三則是泰國菜……」

我：「那麼你會吃什麼特別的食物？」

A：「星期一吃餃子，星期二吃義大利麵，星期三吃泰式河粉，星期四吃披薩，星期五吃日式烏龍麵……」

我：「你知道餃子的原料有哪些嗎？」

A：「有肉、蔬菜、麵粉……」

我：「義大利麵呢？」

A：「麵粉做成的。」

我：「泰式河粉呢？」

A：「麵粉做成的。」

我：「披薩呢？」

A：「也是麵粉做成的……」

我：「你現在明白我的意思了嗎？」

飲食的基本目的

「吃東西」是人類生活中最具熱情的事之一，食物與我們每天的生活密不可分，而且一天還要進食好幾次。大多數的人把重點放在食物的「風格」和「形式」——不同的料理、食材、口味等，這些我統稱爲「食物的化妝品」。事實上，不論是中國料理、泰國菜或義大利食品等，身體的消化系統並不會察覺這些風格的差別。在過了舌頭這一道關卡之後，消化系統和營養過程在乎的只有五種成分——碳水化合物、蛋白質、脂肪、維生素和礦物質。

從最根本的層面來看，我們吃進身體裡的食物，無論是固體或液體，都應該要能達到維生、滋養和食療的基本目標。換句話說，食物是身心系統這個無比神奇的工廠運轉的原料，而這個工廠不停的把吃進身體裡的食物進行分解、代謝、合成等功能。整體營養學包含消化、吸收與整合的功能，我們可以把食物和進食的過程複雜化和精緻化，把它們變成爲一種儀式、娛樂和嗜好，但最後得到的結果如果不符合身體營養所需，那麼整個進食的行爲都是無意義的，而且還會增加身體的負擔。因爲即使是消化食物，也需要能量，所以我們應該要杜絕身體無法消化吸收的食材浪費行爲。

吃進什麼樣的東西，就會成為什麼樣的人

阿育吠陀營養學是一個高度發展的系統模式，它教導我們認識組成每種食物的味道背後所代表的化學合成物及效果，對身心處在不同階段和不同面向的消耗和消化的作用一樣。每一種物質都具有與生俱來的本質，因此一旦它開始與它所在的環境互動之後，勢必會引發一連串的效應，而這也是無可避免的既定規則。同樣的道理，明白這個規則可以幫助我們了解與學習食物與健康的關係——怎麼思考取決於你吃什麼樣的食物、怎麼說話來自於你吃進去的食物、吃什麼樣的食物就會成爲什麼樣的人等。

阿育吠陀的烹飪法最著名的便是注重營養價值的平衡與口感。準備食物像是一個虔誠的儀式，著重的是建立一個良好平衡的關係——食用的人和被食用的食物的關係。除了要能夠萃取出所挑選的食物本身最佳的質感，應用食物來喚醒消化之火（食欲）也是重要的一步，因爲食欲代表消化過程已經被啓動。阿育吠陀的烹飪法絕不會平淡無味，整個阿育吠陀營養學科從裡到外就是一門煉金術。

在我接受的阿育吠陀教育裡，學習重心主要放在阿育吠陀的營養學與草藥醫學。我的草藥醫學課程，絕大部分是在廚房裡完成的——搗香料、品嘗、學習和料理食物，也在廚房混合各種不同的草藥做爲醫療使用。了解每種食物的類別和營養價值，自然會慢慢對大自然產生敬畏之心。地球上生長了無數的植物、蔬菜和穀物，讓人類免費取用，人類吃下去的這些食物奉獻了它們的生命，以延續我們的生命，這是宇宙自然的循環。如果我們不珍惜大自然賜予的資源，甚至濫用或成癮，那麼我們便是在扼殺宇宙自然的循環，而人類也是其中的一部分。

我們需要培養正面與整體的態度，來看待自然界供給人類食物這個事實；我們也該爲賦予人類能量走向更美好生活的宇宙做出貢獻，無論是何種形式的貢獻。從「要怎麼吃才會健康」的角度來思考，能夠引導我們去觀察和反思食物帶來的效果，而不僅僅是關心食物在口中那幾秒鐘的味覺刺激，對於整個食物消化過程那不過只是極小的一部分。

吃什麼樣的食物確實就會成爲什麼樣的人。當你吃的是有營養的食物，你就會有被滋養的感覺，甚至想要別人跟自己一樣在吃東西時被食物滋潤；當你吃的是垃圾食物，你所談的就會是瑣碎或沒有意義的事，而你表現出來的行爲很可能就是同樣的價值。

案例B

B：「整體來說，我的飲食很均衡，因爲我總是買市場上最新推出的健康食品來養生。」

我：「你有吃什麼營養品嗎？」

B：「我吃許多不一樣的營養品。」

我：「什麼樣的營養品？」

B：「綜合維他命、靈芝、鈣片、養生藥膳、魚油、酵素、中藥丸，還有一種特殊草藥。」

我：「這個特殊草藥是什麼用途？」

B：「用來幫助我排便。」

我：「草藥的藥材哪有幾種？成分又是什麼？」

B：「嗯，其實我不太清楚。」

我：「你吃這個草藥多久了？」

B：「已經十一年了。」

我：「如果你在症狀已經消失後還繼續服用藥物，那麼就會改變藥物平衡與治療的原本效果，反而會干擾你的身體平衡，甚至造成損害。任何的養生藥膳或草藥都不應該被拿來當『枴杖』般依賴，從身體失衡的最初就被持續用來治療。以你的狀況，你用草藥來解決便秘的問題，不吃藥就無法排便，是因爲你的結腸缺乏潤滑且腸道神經因被過度刺激而疲乏無力。你不但持續用藥，甚至還加重藥量，導致你的便秘問題非但沒有解決，反而還成了更嚴重的『大腸急躁症』，腸道從原本的不健康和失衡的狀態，現在更因爲額外的損傷而降低了腸道神經的功能。」

消化之火影響人體的消化功能

醫療保健是一個奇怪的行業，所有的醫療保健產品、提供的照護與醫療行爲理應要照顧我們的健康，也就是要能醫治和治癒我們的疾病。但事實上，越多人依賴醫療保健食品與照護，這個產業賺的錢就越多。

任何食物放進嘴裡，只會產生三種效果——滋養身心、基於醫療目的來平衡身心、產生干擾身心平衡的毒性。每樣吃進身體裡的食物必然會對人體產生影響，沒有一樣食物是零作用的。食物會在身體裡產生什麼樣的效果，完全取決於這個食物所在的那個獨特環境，也就是說，雖然我們吃下了同樣的食物，但是卻可能產生完全相反的效果（例如有些人吃蘋果有利排泄，有些人則會脹氣或便秘）。

健康與閱讀最新的健康專欄內容無關，也與聽鄰居不夠專業的健康評論無關，甚至與所謂有機食品店的店員給你的建議無關。健康更不會是許多極端古怪的現象，像是爲了減肥而採取激烈不正常的飲食法，卻又暴飲暴飲滿足食欲，然後再次瘋狂的減肥。

在阿育吠陀的學說裡，有一個非常獨特的概念，稱爲「消化之火」（Agni），而Agni的梵文意思即是「火」。在古吠陀時代，Agni是一個被信眾在火的犧牲儀式膜拜的古老神靈，火神是一個信差使者，坐在介於人類生活的塵世與神明居住的眾神殿的門檻之上。如果沒有在開始膜拜儀式時之前先向Agni祈求，那麼儀式便無法順利進行或完成，人類就沒辦法向神明傳達他們所想望的心願，如豐收、富貴、優良的後代、身體健康等。Agni這個火神，會把人們準備膜拜的食物「吃下」肚子裡，再把吃進去的食物傳達到另一個境界的眾神殿貢奉給眾神，眾神便會歡喜的賜予祝福給向祂們祈求的人。

古印度傳統哲學的經典中詳細的記載著，人類就像是一座神聖的殿堂，眾神居住在殿堂的深處，因爲人的感官機能總是外放，沒有向內收用，所以掩蓋了心中的神性。想要喚醒心中的神性，第一步便是要取悅Agni。儘管時代已經改變，了解Agni這個火神存在的概念，對於瑜伽與阿育吠陀的練習一樣很重要。

火神的神話和傳奇故事也許在不同的古老文明裡敘述不一，但其精髓是同等的道理。在阿育吠陀醫學的理論中，Agni是人體內的新陳代謝之火，掌管食物轉化成能量的所有過程，人體內共有四十種各司其職的Agni。當Agni旺盛充沛時，人體的消化、吸收過程便會很順暢、有效率且完整；當Agni火力減弱時，人體的消化系統就無法發揮它最佳的狀態與功能。而這也表示人體的免疫系統此時承受了過大的壓力，因爲人體的消化系統基本上就是保衛免疫系統的最前線。

舉例來說，如果有三個人吃了同一棵樹長成的蘋果，但因爲三人的Agni強度不同，吃下蘋果消化後顯現出來的結果自然也會有所不同。其中一人可能感覺被滋養，第二個人可能覺得有點便秘，第三個人也許覺得有點脹氣和胃寒。

阿育吠陀事實上就是一門消化之火——Agni的醫學體系，學習如何照護身體內的Agni，就像是守衛著永不能被吹滅的聖火一般。因爲Agni的力量與狀態，決定了我們能否把吃進身體的所有食物消化完整。而每樣吃進體內的食物，也都會影響Agni的狀態，如果缺少均衡活力的Agni，就沒有健康的身體可言。

想要健康，就必須善待消化之火

在現代生活中，攝取營養補給品已經成爲一種常態，不同功能的維他命、礦物質和各種萃取自植物及動物身上的營養品，理當能促進身體健康。大多數的家庭裡似乎都有一個專門放營養補給品的櫥櫃，只是許多人對於爲什麼要攝取或如何攝取營養補給品並沒有完整正確的知識。在我的臨床經驗中，大多數人對攝取營養補給品這件事，事實上是抱持著馬馬虎虎的態度，只有在記得的時候才會吃一、兩顆維他命。所以當我問他們：「吃了這些營養補給品後，你有感覺到什麼不同嗎？對於你想改善的狀況有沒有成效？」大多數人都無法回答。

你能夠消化的食物，即Agni可以消化的食物，它可以同時滋養身體和心靈。

不論你剛剛吃進去的食物有多麼高的營養價值，或者你以前可以消化某些特別的食物種類，只要Agni無法發揮最佳狀態，不能被消化掉的食物就會變成毒素。你可以將什麼食物塞進嘴裡，並不代表你的消化道就可以吸收、消化、整合這些食物。任何Agni無法消化的食物，在阿育吠陀中統稱爲「毒素」，而這些毒素應該要被從體內清除。各種不同型式的消化不良症起因都來自於消化功能不佳，毒素就會累積在體內，這也是爲什麼消化不良總是造成疾病的主因。如果一個人的消化之火能夠存在於最原始、強盛、蓬勃的狀態，那麼疾病也就不會產生了。因此，在疾病發生時，調理消化之火也是療癒最重要的一個步驟。

如果你服用了鈣片，但體內卻缺少足夠的維他命D，那麼無論你服用多少鈣片，不僅不會被身體吸收，反而還會造成Agni的負擔。正如先前提過的，即使排毒也需要能量來運作。通常維他命D都無法從食物中攝取，只有當身體吸收足夠的陽光，體內的維他命D才能被合成作用。而肝臟和腎臟在維他命D的製造過程中也扮演了重要的角色，因此攝取營養並不是把什麼東西都往嘴裡塞就行了。

想要了解身體的本能智慧系統，Agni是一個極其微妙但功能非常強大的概念，人體內的任何功能都無法獨自單一運作，Agni對於我們身體和心靈有機體的運作方式，就像是「骨牌連鎖效應」一樣是相繫相生的。事實上，這個連鎖效應的運作速度始終極爲快速，快到我們不會覺察到它們大部分的運作。但是，我們卻可以透過學習尊重體內的Agni運作，從而用心照顧體內的主要之火，那麼它就能徹底發揮防衛身體這座神聖殿堂的功能。

還記得前面提過，當火祭儀式要開始前，必須要準備最好的祭品，並且眞心誠意的恭請Agni這位古老的火神保佑，而祭品就是我們所吃的食物。每一次飲食都是一種奉獻的行爲儀式，因爲有其他生物的奉獻，我們才能得以延續我們的生命。尊重體內的Agni，同時也是了解它最有效的方式，在阿育吠陀的理論裡，是以Agni的狀態來計算年齡。如果一個人的Agni是年輕且活力充沛的狀態，並且能夠全心全意的照顧Agni，那麼便能身體健康的安享晚年；如果不好好照顧Agni，反而過度使用、剝削、漠視它的存在，那麼即使年紀輕輕也會疾病纏身，呈現早衰的現象。一旦體內之火熄滅，想要重新點燃這把生命之火便需要花更多的力氣才能恢復原狀。

4 飲食療法

我總是告訴學生和前來諮詢的病患：「眞正能對你的健康和治療有深刻意義與產生持久影響的事，通常不太需要花錢。」花錢去買時下流行的藥品，把它們放進嘴裡並不困難，困難的是「不做」那些長期以來導致你生病，並使健康惡化的事情。

案例C

C：「我非常熱中自然整合療法。」

我：「能否請你多做一些解釋？」

C：「我找營養師做健康飲食的諮詢，也看中醫師調養身體，嘗試靈氣能量療法，並定期找整復師和物理治療師來調理身體。所有與健康療癒相關的雜誌我都會閱讀，同時我也練習瑜伽、彼拉提斯和太極。」

我：「你這樣做多久了？」

C：「大約五到六年了。」

我：「那麼你爲什麼來找我諮詢？」

C：「我有消化不良的問題，常會胃脹氣並發生其他狀況，像是我會對食物過敏，但卻不知道是哪種食物引起的。還有，我的精神狀態一直以來都不太好，總是覺得很累，而且我已經感冒超過一個月還沒痊癒。」

我：「如果你定期去看這麼多方面的專家，爲什麼你的問題仍然存在？還有，你花這麼多錢找這些專家看病、諮詢，但身體狀況卻一直沒有獲得改善，那就表示這些方法對你沒有幫助。」

健康從改變飲食做起

「有因必有果。」根據宇宙永恆不變的定律，什麼樣的行爲就會產生什麼樣的結果。但現實生活中有許多事情，並不像購買家電用品就會附上一張保證書來保證效果，如果不從根本改變飲食、多做運動和休息，那麼不管找多少營養師諮詢、吃多少種維他命、服用多少草藥調養品，都不會幫助你延年益壽、身體健康。

舉例來說，扭傷腳踝關節而找針灸師治療，並不代表這個狀況不會再發生。因爲如果你的整體姿勢不平衡，而腳踝關節天生又比較脆弱，也沒有針對強化腳踝關節做一些有益的伸展，那麼導致不舒服的狀況便會持續存在。雖然瑜伽的伸展練習能夠建構淋巴系統良好的靈活性與流動性，但過與不及對身體都沒有好處。如果你一週七天、一天練習三次，那麼肌肉很快就會過於疲勞並產生脫水現象，反而會造成肌肉緊繃。

當一個人已經準備好要改變自己、迎向健康，就應當對自己的所做所爲負起責任。只是心裡期待生活能有好事發生，例如出現奇蹟或中大樂透，這種沒有付出眞正的努力便想得到現成的結果，只會徒增失望，並時時提醒自己未能正視自身行爲帶來的後果。

曾經有一位來諮詢的患者告訴我：「我來尋求治療是因爲我的身心好像分離

了，我已持續工作好幾個星期沒有休假，雖然我的意志力還是很堅強，可以持續保持鬥志，繼續工作，但是我的身體狀態卻跟不上我心靈的腳步。」很多人認爲心智是主宰一切的主人，而身體就是心智的奴隸，像是不餓的時候吃東西、忽略飢餓的感受、毫無節制的飲酒等。當身體處在極度的壓力與疲倦的狀態下又熬夜不睡，直到生理系統無法負荷，就會像累積卡債直到超過信用額度、不得不宣布信用破產，這是一樣的道理。

全心全意的活在當下

當人們在尋求改變時，往往會想要採取新的動作或嘗試新的事物，例如嘗試新的運動、多功能的椅子、頂級的濾水器等，我們稱之爲「生活品味」的商品。所謂的「生活品味」，指的是一種特色、一種流行、一種形式或表象。但是，生活並不等同於生活品味，正如同我敬愛的阿育吠陀老師所說：「當一個人花所有的時間追求所謂的生活品味，很可能會迷失在物質世界裡，無法培養眞正的生活能力。」

如果你抱持這樣的心態來練習瑜伽、彼拉提斯、太極或氣功，很快的就會感到厭煩，並且開始尋找另一種流行的運動；如果你抱持著「修復」健康的態度運動，像要修理一部壞掉的冷氣機一樣，很快的在健康狀況改善後便很容易懈怠，不再像剛開始時那樣努力，甚至連最初的動機都會慢慢減弱或消失。

當我們開始嘗試一樣新的事物，就意味著舊習慣的停止。如果能夠在每天早晨起床後，重拾習慣到公園緩緩的散步，而不立刻打開電視、收音機或電腦，將自己曝露在各種不同的感官刺激轟炸中；如果能夠每個星期天下午到瑜伽教室去參加一堂溫和的瑜伽練習，爲即將開始的另一個星期重整自己的身體與心靈，而不把時間和金錢浪費在人擠人的購物商場裡，重複購買一些已經擁有或不需要的東西。

想要處在身心健康的狀態，就必須全心全意的活在當下，心裡沒有任何衝突想要身在別處做其他的事情，健康、快樂的境界永遠存在當下等我們經驗、品嘗。

5 疾病成因

我經常發現，患者在飲食和草藥雙管齊下的飲食療法調理一段時間之後，感覺自己原本不適的症狀慢慢減弱或消失了，但他們又故態復萌回到原本放縱的生活習慣，而生活就在「放縱↓生病↓尋求治療」間重複循環。所以，遺忘也是疾病的一種形式。

案例D

最近每當我喝冰啤酒，就會發生嚴重的腹瀉，以前喝啤酒都沒有什麼大問題，只會有一點胃痙攣、胃脹氣之類的小狀況。阿育吠陀的療法裡有沒有什麼方法可以讓我繼續喝啤酒但不再腹瀉？

扭轉對健康的態度

這個案例非常生動的傳達了人們對生病這件事情抱持的態度。這名患者一直以來都因爲喝冰啤酒而引起了一連串的過敏反應，身體盡了最大的努力去適應他所加諸的刺激和壓力，直到導致病因（過敏、發炎）的物質（啤酒）超過身體所能容忍的限度，便出現了症狀（腹瀉）。這個狀況不僅顯示冰啤酒持續損害他的腸道內壁，同時也對神經系統發出了一個訊息——病患爲了滿足欲望層面上喝冰啤酒的渴望，已經勝過生理層面上持續破壞健康而顯現的警訊。因爲他小腸裡的絨毛吸收能力已經減弱，所以如果持續忽略胃痙攣與胃脹氣等輕微症狀，很快的就會有其他因飲食所引起的過敏反應發生。同樣的，我也看過某個對乳製冰品過敏（手掌上起疹子）的病患，無視過敏反應，選擇繼續吃冰淇淋。

很多時候，這些疾病並不算嚴重或會危及生命，只是會造成生活中的某種不便，或是無法隨心所欲的做自己想做的事情。治療身體狀況並不難，因爲身體本身有一種與生俱來的本能想要平衡與和諧，所以對治療一定會有所回應，困難的是如何處理病患扭曲、不正確的心態。最令人感到震驚與不解的是，很多人不愛惜也不關心自己，更沒興趣了解身體裡正在發生什麼樣的事情。我見過一些抗癌成功，卻對自己罹患的癌症無所知的病患，生病這件事似乎沒有讓他們試著更了解自己。

疾病不會無緣無故的發生，也與運氣不好無關，疾病的產生是因爲有適合其滋長的環境，以及一連串的原因組合而成，並且與日常生活所做的事情習習相關。阿育吠陀教導的是特定的病理學方法論，在阿育吠陀的臨床諮詢中，我經常像一位偵探，總是仔細追蹤引起疾病發生的原因，除了要消解病症外，還要逐一剷除造成疾病的病灶。

疾病有成千上百種，尤其當人類的生活因爲現代化變得越來越複雜，像是食物製程的改變、農業耕種模式的改變、工業化與科技革命產生的大量合成物質，以及人類前所未有的密集旅遊等因素，而帶來了更多新的疾病。

重視健康的生命

究竟面對什麼強度的感官誘惑和渴望，可以驅使一個人忽略身體的警告？

從疾病的歷史源頭追本溯源探討造成疾病眞正的原因，說穿了不過就是對健康抱持不正確，甚至扭曲的態度。生命的目的是實現理想和與環境做眞實的連結，而我們的身體渴望生存，心臟的跳動與呼吸的進行都是不受意志控制的自然運作。我們不僅要了解身體本能對健康、平衡的渴望，更要學習如何運用這項本能來和生活中所有息息相關的活動建立一個正面的關係。唯有發掘到大自然賜予我們與生俱來的智慧及本質（Prakriti），才能夠開始以智慧之眼和不帶偏見之耳來親近內在的眞實。像這樣的覺醒之路，便是阿育吠陀與其他生命科學所追尋探求的目標。

根據阿育吠陀的理論，我們所做的每一件事情會直接或間接的喚醒崇敬大自然的內在神性，把這股長久以來隱藏在潛意識記憶裡的神性找回意識層面。如果我們能夠達到這個境界，那便已走在健康、圓滿的旅途上了，而這條旅途會持續的進行，直到生命走到盡頭爲止。

「疾病是大自然迫使人類放慢生活節奏，然後休息得以回復平衡的管道。」❶大自然的平衡講求的是兩極之道——陰與陽的平衡、晝與夜的平衡、吸氣與吐氣的平衡、冷與熱的平衡等以此類推，不能只有活動沒有休息，反之亦然。我們可以選擇認識人體心理與生理的實質，並依照自然法則生活；或是逼迫自己超越極限，盲目與毫無根據的相信人類製造的藥品與科技能夠征服大自然。歷史已經告訴我們，人類是大自然的一份子，並非凌駕於大自然之上。更重要的是，我們應該捫心自問：「什麼值得我們如此不顧一切的追求，甚至放棄大自然賜給我們最珍貴，同時也早已存在眼前的禮物——健康的生命。」

注釋

❶Svoboda, Robert, *Prakriti : Your Ayurvedic Constitution*, 1998, Lotus Press, Twin Lakes, Wisconsin, 4。

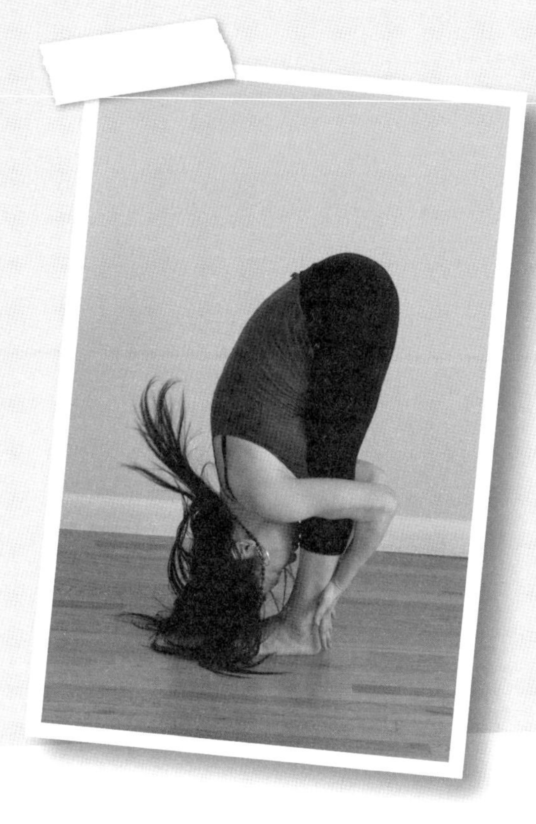

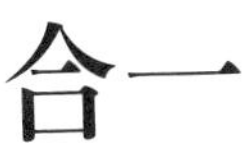

第五章

合一

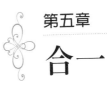

1 身體與心靈的界線在哪裡？

身體的感知不受限制

在科羅拉州博德市（Boulder）一間擠滿四十幾名學生的瑜伽教室裡，我與其他學生一樣，對於即將在訓練課程中帶領我們的客座老師充滿期待。

過去四年來，我持續跟隨瑜伽老師理查·佛里曼（Richard Freeman）學習，他不但在瑜伽界裡擁有三十年教授瑜伽體位法的經驗，也對梵文瑜伽及佛教哲學有著高深的研究。他每年都會舉辦一次進階密集訓練課程。二〇一一年我來到這裡，準備和其他學生一起在老師的引導下，專心做一個月的瑜伽學習和藏傳佛教靜坐練習。

這位特別的客座老師出現時，並不是用雙腳走進教室，而是自己推著輪椅進來。馬修．桑福德（Matthew Sanford）是一位下半身麻痺的艾氏瑜伽（Iyengar Yoga）老師，他年輕時曾經發生過一場嚴重的車禍意外，從此便以輪椅代步。多年來，他一直獻身瑜伽療癒領域的研究，實行並訓練瑜伽老師如何幫助脊椎受傷與肢體癱瘓的病人。對我們而言，在他的教導之下學習瑜伽將是一個全新的經驗，不同於一般平常由身體運作來探索瑜伽。

馬修像是一團熾熱的火球，他教課時，在教室裡快速且敏捷的移動，講話的速度也十分迅速，還搭配了許多手勢與動作輔助，活像一個活力充沛的曲棍球選手。他在開場白時說道：「你們每個人都是教學經驗豐富的瑜伽老師，所以應該知道如何教學生練習『山式』（Tadasana）。山式是一個簡單的站立姿勢，看似簡單卻不容易做到。事實上，山式包含了很多錯綜複雜的細節，必須經過細心練習才能像一座山一樣穩固的站立著。在做這個動作的時候，必須挺直脊椎，雙腳穩定、均衡的向下扎根，頭頂向天空的方向延伸。穩定身體的每個關節，但雙腿肌肉必須朝正確的方向穩健的啓動。在身體挺直的同時，胸腔不過分擴張前傾，而是處於中立的狀態，這樣才不會壓迫到肩胛骨和腰椎。在練習山式時，必須感覺自己宛如一棵深入土壤紮根的樹，並覺知身體的各個面向自身體中脈向外均衡延展。換句話說，整個身體的骨骼結構必須處在正確的位置，肌肉不緊繃卻緊實的包覆著骨頭。當我們自然的吸氣與吐氣時，能量會從身體的核心放射出去飽滿全身，同時也向核心集中。」

隨即馬修又丟給我們一個問題：「但是如果你所教的學生沒有雙腿，他又該如何練習山式呢？」當老師問完之後，整個教室裡鴉雀無聲，所有人都以疑惑、期待與懷疑的眼神看著他。接著他又問：「缺少四肢的人是否就無法練習瑜伽呢？如果答案是肯定的，那是否意味著瑜伽僅是純粹的肢體運動？如果答案是否定的，那麼各位又該如何教導一個沒有雙腿或雙手，甚至兩者皆無的學生練習瑜伽呢？」此時教室裡的氣氛比先前更爲寂靜，這幾個簡單卻深入的問題，帶領我們進入一個謙卑與寬廣的空間，問題本身並沒有要求明確或正確的答案，但思考卻會引領我們走向一個全新的方向。此刻我的心情就如同一個瑜伽初學者剛踏上瑜伽墊，即將開始生平第一次的瑜伽練習般充滿期待和興奮。

密集訓練課程就在這些值得思索的問題和互動中展開，並且開始以一個非常不同的方式來探討、觀察自己的身體。看似堅實的身體，其實是一個不停變化的渠道系統，生命的能量（氣）在體內循環，身體的感知並不受限，可以透過瑜伽的練習打通能量脈絡，藉由智識的引導及靈敏度與覺知的培養，被感受且發掘。

上完馬修的課後，我對多年來持之以恆練習的瑜伽體位法，獲得了全新的體悟。不僅如此，就連看待現實的角度也跟以前不一樣，因爲我學習到以不同的方式，來觀照我所看見的萬事萬物。

從五蘊內涵看萬事萬物

在一次師資訓練課程中，我向學生說明阿育吠陀理論中構成人體的五個層面，即五蘊的內涵。這是源自古老瑜伽生理學的概念，每個有覺知與意識的人，都是由五個層面和合而成，依序是物質身體（由食物構成）、精神能量（由氣息構成，即生命能量）、情感與精神（即心靈）、智慧（即直觀），最終則是喜樂（靈魂或純潔意的表現）。當時，我在白板上畫了一個又一個的圓圈來向學生解釋五蘊的概念，在最外圍也是最大的一個圓圈代表物質身體層面，最小也是最裡面的圓圈則象徵喜樂層面，所有學生都很認眞的作筆記，並且跟著畫下了五個圓圈所代表的意義。當他們完成後，我問這個概念對他們來講是否有意義，大部分學生毫不遲疑的點頭表示認同。我接著轉身面向白板，把剛剛畫的圓圈擦得一乾二淨，並且告訴他們：「這個圖其實並不正確……」

學生們一臉困惑的看著我，我再次在白板上畫圓圈，這次最大的是喜樂層面，最小的則是物質身體層面。這個圖與先前的圖正好相反，於是我問學生：「你們覺得哪一個圖才是正確的？」結果學生的表情比剛才更爲困惑了。

由此可知，五蘊的概念看似簡單，事實上卻已經受到矇蔽。因爲我們寧可認爲藉由感官看到與感覺到的事物是具體而不可改變的事實，而且可以被量化與掌握，因此愉悅與自由，對我們而言是最可貴的。所以大多數人看到的五蘊模式，最外圍會是食物層面，就好比我們的內心世界，心靈（大腦）與性靈（靈魂或純潔意識）被物質身體包含在內一樣。

瑜伽聖者非常了解大多數人未受過訓練「眼見爲憑」的認知習慣。事實上，物質身體層面是描述實相時最小的層面，宇宙萬物的演化從更深奧微妙的層次演進到有數不盡的形體和軀殼中，在這個進化的過程裡，物質身體這個客觀的形體無形體意識是演化過程中最後的產物。

所以，哪個圖才是正確的呢？其實這兩個圖單獨看都不夠完整，但同時思考這兩個圖能讓我們從不同的角度去看待這個現象。當我們觀看與感受萬事萬物時，如果缺少心靈與意識來幫助我們理解生活的經驗，身體就會像一個沒有靈魂的工具一般；同樣的，如果缺少身體這個與生俱來的感覺與行動器官，心靈與多采多姿的世界便無法產生連結，並提供內容來讓心靈體驗。存在是需要兩者互動並行，現實也需要兩者共同架構。

人類無時無刻都需要新奇的事物、感覺和刺激，但頭腦則喜歡簡單明確的答案與詮釋，方便我們做出選擇，理解所經驗的事情，並找出其他問題或增加知識。瑜伽練習使我們得以看清事實的眞相並不是非黑即白，更不是只有對與錯，這不是一個可以用理智解決的奇特、矛盾現象，也不該是我們的人生目標。透過認眞與誠實的瑜伽練習，不僅可以放下對萬事萬物要有明確答案的要求，甚至可以看見許多問題浮現，包含了我們的行爲模式或個性灰暗的一面。

人們之所以想要掌握狀況，其實是爲了去除內在不安全感的一種表現形式。一旦我們可以把經驗過的事情歸納成冊，變成人生的資料庫，我們就會覺得安全。對大多數的人而言，不明就裡的狀況會使人焦慮，而這是無常的基本教義，生活和生命裡大部分的事情我們都無法了解，唯一可以肯定且無法改變的事情是，當我們一出生時就已經注定死亡終將到來，而「自我」本身也包括在「有生即有死」的範疇裡。由此可知，我們的思想、情感與人生故事，同樣也歸屬於這個「出生↓毀滅」循環的範疇裡，它們並非永恆，終究會煙消雲散成爲過去。

在瑜伽墊上的沉靜觀照、審查練習，有助於認識身心的連結關係，甚至矛盾之處，並揭開存在的奧秘。我們會開始看見心靈對於瞬息萬變的反應，以及外觀看來堅實可靠的軀體下，體內持續變化的本質。當既有的認知與誤解因爲誠實、正念的練習逐漸消退時，覺知便會全面開展，使我們能更貼近自己的本性，減少對眞實認知的扭曲與對自我的要求與渴求。

哈達瑜伽的道路不僅僅是肢體的練習，也並非只注重靈性的提升，無論在身體或心靈的清晰度、完整性與活力，均應齊頭並進。雖然身體與心靈只是瑜伽練習者走在這條道路上的工具，但眞我是既不偏向物質身體，也不偏重心靈成長，而是處在中立的位置。

2 身心靈合一

以下這封信是回覆一位做過我的阿育吠陀諮詢的瑜伽學生，她在信中描述近來感覺身心不和諧的狀況。簡而言之，她感覺到身體與心靈分處在兩個不同的地方，並且聲稱在某個特定的地方，能夠進入特殊能量磁場和一些天人溝通，而天人說那個地方是她的歸屬所在，她應該留在那裡做修行。

這位學生是位專業按摩師，同時也從事訓練的工作。過去幾年來她一直積極尋找、追隨自稱有神秘超能力的高人或老師學習。她爲身體上的一些疾病所苦，雖然症狀還不至於危及性命，但每當她漠視自己的身體健康，專注在「靈性生活」時，那些慢性疾病的症狀就會出現，並且加重。

親愛的K：

妳的來信令我十分擔憂，感覺自己的身心分離，絕對不是一件好事，因爲妳會很容易受到虛弱的氣場影響。

妳既然這一世生而爲人，生命的能量竭誠忠實的爲妳與其他眾生的身體善盡職責，這是展現生命力最好的方式。若非如此，身體便失去存在的意義。生命的果報業力，只有仰賴身體的存在去滿足、實踐與終結。

妳很清楚自己是什麼個性，也很了解自己的身心具有什麼樣的特質與天分，並且努力的讓智慧帶領妳超越自己設定的界限，來洞悉生活周遭發生的事情，而不是被多愁善感的情緒牽引，困惑的在原地打轉。

一般人很少能經由洞察力與純粹的感知來體驗人生，大多時候都是藉由期待的心態來對待現實和生活；只有聖者和已開悟的人，才能不受欲望的磨練而自在的活著。仔細觀察我們對生活現實的期待，不過是展現內心欲望的另一種形式。唯有透過瑜伽練習，才能減少對事物先入爲主的偏見與不正確的看法。

Rachel

瑜伽是一門科學，一門方法理論與實用性兼容並蓄有系統的科學，不是某些號稱可以把生活提升到宛如天堂境界的神奇技術。瑜伽的練習非常具有實用性，但在瑜伽領域裡的練習、實驗和體驗大過其繁盛的理論。這意味著在瑜伽的練習裡，不該摻雜任何天馬行空的綺麗幻想，並任由個人喜好來篩選練習的本質。還有，持續不斷的忽視身體健康，最終只會適得其反，並造成更深的錯覺、挫折與失望，這些結果或許不會立即產生，但當時機成熟便會顯現。因為我們所做的每個選擇都是一粒種子，最終都會發芽、結果。「有因便有果」是維持這個大千世界秩序的法則。它不是一種懲罰，相反的，「因果論」是一種對於人能夠主導自己的行為，進而掌握命運的救贖肯定。

瑜伽啓發我們探尋生命的本質，驅使我們走上這條遇見眞我的旅程。它的本質絕非要求我們盲目的遵守教條與系統規範，放棄存在意識中的智慧，並忽略身體或心靈的需求；這種練習只是狂熱主義的另一種表現形式，目的是爲了尋求膚淺的答案與解決之道。雖然新鮮技巧的運用，在瑜伽練習中十分受用，也可以是練習時的重要支柱，但最終卻可能會削弱練習或阻礙進步。

「合一」意味著把看似分散的部分組合成一個整體。瑜伽揭露了生活中被各式各樣事情切割的狀態，如家庭、職場、假期、興趣、家事、生日、婚禮、葬禮、疾病等，每個人都是一個主觀、獨立的個體，隨著時間的增長，經歷所有生活點滴，而這些經歷會透過行爲、思考與情感來做出回應，並依據我們對生活裡大小事情的感受，發展出一套理論、理念與喜好。

自此，我們就在快樂與悲傷、苦悶與焦慮、愛與恨的情緒中來回擺盪。這種二元性的運作模式建構出自我的架構，我們總希望能在這個模式裡愉快的活著，但無論再怎麼眞心祈求、再怎麼認眞的工作來獲取我們想要的，大多時候卻仍然對所得到的感到失望。

在瑜珈道路上身心合一的觀照、探索練習，使我們了解到自己不是身體、心靈與精神三個各別存在的項目，也不像俄羅斯娃娃那樣一個疊在另一個之上組合成一個「我」。事實上，我們無法在這三者之間畫出涇渭分明的界線，所以「我」既是身體也是心靈，但這兩者合起來卻還是不能定義「我」。身心是互相依存，不斷相互作用溝通與彼此影響的組合。

做爲一個身體、心靈與精神共存的生命個體，在身體的核心有一股牽引的力量，那就是「自我」。自我會統合所有的生活經驗，而這些生活經驗會反過來以各種微妙、快速的方式改變我們思考及感受的模式。我們甚至不會察覺到這些變化，因爲沒有意識到，所以我們以爲那些深刻的影響從來沒有發生過。當身心靈完全合一時，便能夠覺察自我的全貌與持續的變化，也可以有覺知的感受自由。我們可以選擇放掉舊有的行爲與反應模式，而瑜伽的練習便是幫助我們記住這點，使我們在對生命有限的認識與重複的生活模式中，培育出自由的種子，而不是膚淺的幻想瑜伽是脫離悲慘、寂寞、艱苦生活的感受。

如同我在前面那封信裡的回覆，靈性的追尋很多時候是起始於絕望與挫折，而這樣的追尋其實是渴望避免痛苦的另一種形式表現。當我們認爲某些事情是屬於層次比較高或偏靈性的範圍，就很容易讓自己掉入身心靈分離的陷阱。

換言之，我們會把事情分類爲偏向於高尙的「美好純粹的精神靈性層面」，或是粗糙的「缺少純淨與覺知的身體層面」。這樣的分類與瑜伽的本質背道而馳，不但會導致自我膨脹，更容易讓人在原本明確的道路中迷失方向，面臨以自我爲中心或人格分裂的岔路上。

放棄既有的觀點，自由就會到來

當人生陷入困境、悲傷或左右爲難的泥沼中，人們都期望有個天堂來的信差可以遞給我們一封信，信上寫著生活中所有難題的答案。只可惜現實生活往往不會盡如人意，人生中發生的痛苦哀傷才是我們最好的導師。當事情發生時，一個有經驗且誠實的瑜伽學生和練習者，會知道那是一個讓可以探討自己內心欲望的絕佳機會。我們不需要粉飾這些痛苦哀傷，只要記得許多所謂痛苦的來源，其實只是無窮盡的欲望，而這些欲望正是令我們無法達到身心靈合一境界的絆腳石。經過一段長期穩定與誠實的瑜伽練習過程，我們將體會到，選擇放棄原本看待事物沒有根據且無實質幫助的觀點，會變成一個再自然不過的決定。屆時，一個體驗自由的時刻就會到來，我們會領悟到種種情緒與想法是如此空泛、短暫、微不足道，彷彿一盞燃燒中的蠟燭產生的縷縷青煙，很快便會消失於無形。

我們可以選擇把這些情緒和思緒放掉，而不是執著並任其主宰、支配。從這個探討與觀察自我的過程中，能讓我們了解到自己不是原本以爲的孤立個體。隨著生活經驗的累積與環境的轉變，我們持續不斷的改變，同時也和周遭其他所有有情、無情的眾生，一起身處於這個永遠變動中的現實生活裡。

這樣的體悟慢慢會培養一個深刻且徹底的了解：我們所意識、感受的現實世界就像是一個沒有指揮的交響樂團，會自動自發的持續演奏出當下最諧和、美妙、創新的每個音符。感官所接收的經驗既是客體現實的顯現，也是主體演繹，它可說是一個永不停止、奧妙不可解的美好過程，能夠領悟這樣的相互關係，就宛如聽見一曲又一曲美妙的樂章。

3 內在與外在練習

瑜伽帶你正視身體的問題

有一次，我在尼泊爾的首都加德滿都教授阿育吠陀營養學和瑜伽解剖學的師資課程，課堂上一位學生伸直雙腿、坐在瑜伽墊上，儘管這是個極爲簡單的姿勢，但從她臉上的表情，不難看出她正試圖隱藏身體的不適。於是我給她一條摺疊好的毯子，讓她可以舒服的坐在毯子上，並且在她的膝蓋下放置了瑜伽輔具，幫助她增加高度，以減輕肌肉用力對膝蓋產生的壓力。同時，我還要她坐離開牆壁幾英寸，然後在她後背的胸椎與薦骨處放瑜伽磚。

上課的前一天這名學生才剛找我做過阿育吠陀的諮詢，她在諮詢過程中透露自己從小就遭受家暴。在大家的眼裡，剛滿二十五歲的她，是個甜美、直率、古靈精怪、活力充沛的年輕女孩。但此刻，她坐在瑜伽墊上，看起來十分困惑，且無奈的為身體疼痛所苦。在經過我的調整後，她在墊子上的坐姿稍微放鬆了點，我看著她，回想起昨日諮詢過程中她敘述童年和青少年期痛苦的回憶。此刻我只看見一個小女孩，對自身的處境感到迷惑、畏懼，不知道該怎麼做或該躲到何處，才能逃過大人加諸在自己身上的驚恐。一個原本應該安全、溫暖的家，如今卻為她帶來這麼多的不安和恐懼。

我仔細觀察後發現，她的疼痛主要來自於身體結構的錯位與骨盆裡的肌肉太過緊繃。她的骨盆傾斜導致薦髂關節錯位，且腿股關節處似乎有發炎症狀，此外還深受骨盆腔底肌肉痙攣所苦。所有的症狀並非來自於身體受傷或意外事故造成，而是因為心理創傷而成為身體的記憶，並形成身體肌肉的運作模式。

暢銷書《慧眼視心靈》的作者凱洛林．梅斯曾說：「身體的徵狀，就是我們生命的自傳。」一生中到目前為止，種種發生在身上的大小事情，包括吃什麼、想什麼和感覺到什麼，這些都存在身體裡面。每件事情都會對身體產生影響，每個細節都會在意識、生命、生理或心理各方面留下軌跡。因此無論我們去到哪裡，透過姿勢、慣性等活動方式，或是身體健康、不健康，我們的身體始終無聲的訴說著人生故事。

每當瑜伽課後，總會有學生詢問如何解決下背痛、胸悶或肩頸痠痛等問題。這些可說是現代人最常見的文明病，且或多或少都會發生在每個人身上，它們的存在是如此「普通」，彷彿就是生活的一部分，使人們不再把它們視爲疾病，甚至對它們非常容忍。當疼痛發生時，我們會直接以一些常見的方式來解除疼痛，如按摩、推拿、針灸等；而疼痛解除後，我們也不會去思考疼痛最初發生的原因，然後又匆匆忙忙的回到原本繁忙的生活和工作上。等到下次疼痛再次出現時，又採取同樣的方式來減緩疼痛的感覺，卻沒有察覺問題已變得越來越嚴重，疼痛的範圍已經擴大或變得更深層。直到有一天，無論我們怎麼嘗試，曾經可以有效緩解疼痛的方式忽然不再有效，必須轉而服用止痛藥才能減輕疼痛，甚或外科手術來解決問題。但即便如此，也無法重新找回肌肉原本的彈性或健康的脊椎。

我們就是這樣無知的在「使用」身體，耗損、修補的循環裡任由身體逐漸衰敗，而沒有了解到——我們其實是有選擇的，可以選擇透過生活中的小動作來維持、改善健康狀況，關鍵全在覺知與呼吸。

瑜伽究竟是外在肢體的練習或內在心靈的提升？當然兩者都是，但這個內在與外在練習兼具的概念是需要持續互相交錯進行，並且永遠無法單獨存在——內在的能量向外流動、充滿身體，外在肢體的練習牽引內在組織向內而產生影響。

豐富的覺知，是練習賦予的禮物

當我們在瑜伽墊上跟著呼吸的韻律節奏，緩慢而穩定的練習時，可以注意到內在覺知被喚醒，並且與呼吸、動作同步律動，這份覺知會滋養全身的肌膚，令喜悅之感油然而生。

通常在這個時候，總是向外在世界延伸觸角的感覺器官會轉而向內觀。這並非來自瑜伽墊外在世界裡的視覺感官追尋、聽覺和味覺刺激，我們會發掘到身體內在有一個新的感知世界升起，此時原本躁動不安、像隻上下跳動的猴子般的思緒便能靜止下來，然後慢慢找回內心原有的平靜。然而透過不同姿勢、動作與呼吸同步的瑜伽練習，我們能啓發前所未有的知覺感受，這又是基於什麼樣的道理？爲什麼我們對於身體裡的內在世界所知竟如此有限？

在瑜伽的練習裡，透過一連串不同形式的體位姿勢練習，如前彎與後彎、扭轉與倒立等，即使同一間教室裡有十幾個人正在練習同一個姿勢，但每個人所體驗到的卻是截然不同，像是該如何抬高自己的腿、扭轉自己的身體、調整呼吸節奏等，以及其他練習時的技巧，每個人進行的過程和當下的體驗都不相同。

許多人認爲增加身體的柔軟度，是瑜伽「運動」的目標。如果你站在瑜伽教室外向內看，會覺得教室裡的每個人都汗流浹背，盡自己最大的能力甚至冒著可能受傷的危險來伸展肢體。改善身體的柔軟度看似是練習者最主要的目標，但事實上，在傳統哈達瑜伽體系練習多年後的自然結果，從未提過柔軟度是練習的目標。因爲身體的柔軟及開展度是持續穩定練習後的附加條件，也是誠實練習的表現之一。柔軟度的好壞很難界定，沒有任何人的肌肉纖維或骨骼架構具有同樣的特質，即使課堂上的每個人都努力突破自己的最大極限，也沒辦法呈現一樣的成果。坦白說，課堂上柔軟度較好的學生，並不一定是最能夠保持專注和認眞練習的學生，很多時候正好相反。在瑜伽的練習中，柔軟度較好有時並非優勢，反而是練習時的障礙。

瑜伽體位的練習，不是一個重複與無限度加強肌力訓練的運動，每一次的練習都是獨一無二的體驗。即使是練習一個熟悉、相似的姿勢，或是由同樣的姿勢串連起來的練習，這種外在模式相同，但內在感受完全不同的現象，突顯了一個眞理——人並非是和環境切割分離的獨立主體，人的存在無時無刻與環境互動而改變。人的生命是一個持續不斷轉化的過程，每一個有意識、覺知的思考、意圖和行爲，都會引導我們走向新的方向和領域。

瑜伽的練習，如果只著重於肢體的鍛練，而不轉向觀照內在的覺醒，那麼練習只會侷限於外在肢體某種程度上的改善。短時間也許會覺得有趣，但是卻不會朝身心靈合一與內外圓滿的方向趨近，並且可能會導致精疲力竭的後果。同樣的，如果只專注於內在感受的訓練，而缺乏對人體解剖學與瑜伽體位互爲應用的正確知識，雖然會產生某種程度的寧靜、安撫作用，但也只會短暫維持而沒有明確方向，且缺少凝聚力、無法啓發生命的活力。

若能夠持續有紀律、誠實與耐心的練習，一段時間過後，內在與外在的界限便會以不同的方式展現，並且變得越來越模糊。生命不再只是外在形體的呈現，而是內在層面的延展與體現，內在核心也不再只是一個被放進身體裡與世隔絕並靜止的物質，而會與外在形體產生互動並建立起不可或缺的關係。這個領悟可以幫助我們以柔軟、寬容的角度來看待萬事萬物，例如文化的差異、道德的標準與民族的不同。

舉例來說，當我們看到一顆結實纍纍的蘋果樹，鮮嫩多汁的紅蘋果吊掛在綠色的樹葉中，這樣一幅景象令我們感到欣喜。但這些紅蘋果並非一夕之間長成，每一滴落下的雨水、每一縷灑下的陽光，以及生長環境中的空氣，都爲這株果樹的成長做出貢獻。

時間，是醞釀這個大千世界萬物萬象的「鍋爐」，而練習瑜伽則需要經過一段時間的「烹煮」，才能成爲一道美味的佳餚。剛開始練習時，初學者對身體的覺知其實很粗淺，會覺得瑜伽只是一種在肌肉伸展過後帶點痠痛，但卻感覺舒適、輕盈、愉快的運動，能夠讓人感覺找回年輕時青春活力。雖然起初我們無法在練習時感受到身心微妙的變化，但經過一段長時間認眞、穩定、有紀律的練習，卻能夠獲得第一個成果——耐心。而練習過程中發展出觀察的能力，則更勝於執著結果的產生，這樣的心態來自於尊重時間才是生命眞相的主宰者，同時也能夠深刻體會人生中的高低起伏不是「突然發生」在我們身上，它們都是環環相扣、與周遭人事物互動的過程顯現。

當我們有了耐心之後，自然而然會放慢內在的節奏，因爲我們的意識會自發的回歸到當下，而這個當下包含了過去所有發生的點點滴滴，以及即將在未來發生的種種可能。生活裡充滿無限的可能性，這樣的豐富覺知是瑜伽練習賦予給我們最珍貴的果實和禮物。

當我們能將自我從外在種種的感官刺激中解脫、釋放後，那種神秘、美好、奇特與偉大的內在深層體驗和覺知便會湧現。

——印度第二任總統、學者、哲學家
拉達克里希南（S Radhakrishnan）

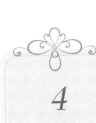

4 聆聽與知識練習

聆聽呼吸，感受內在

興趣引領我們走上瑜伽練習的道路，知識則幫助我們走在這條道路上不至於有一張地圖和指南針，帶領我們朝有意義的方向旅行。但促使我們持續前進與不斷進步的動力則是覺醒，覺醒無法強求，一旦時機成熟它自然會出現。知識經由不同的學習而獲得，也是讓各種練習進步的工具之一，因此了解知識的本質，能夠幫助我們了解練習的眞義。

只要是人都需要使用語言，無論是口說的語言或肢體表達的身體語言，語言構成浩瀚無垠的知識世界，無論是知識或語言兩者的共同目的，即是爲了溝通。

溝通的行爲並非僅存於人與人之間，也存在於學術思想、傳統和不同文化之間的交流。當我們開始瑜伽的練習，便是與擁有千百年歷史、兼具實用與哲學理論的瑜伽傳統進行溝通，可說是一個超越時空、精采無比的對話。

當我們意圖溝通時，期待聽到對方的想法，也渴望自己的想法被聽到。但是，有效的溝通，並不會因爲兩個人進行交談，就自動產生。想要眞正溝通，最關鍵的就是傾聽，而傾聽的前提則是心中不存在任何先入爲主的想法。不妨回想一下，自己是否經常在與人溝通、對談時，聽而不聞，這是因爲你正全神貫注的想著自己等一下要說什麼，卻忽略了傾聽別人。

每個人都渴望自己的聲音能夠被聽到，但只有少數人眞正願意傾聽別人說話。事實上，我們最慷慨的付出，不是能捐贈爲數可觀的金錢，而是時間與關注。下次當你想花大錢買禮物送給自己關心的人之前，請先想一想，時間和傾聽才是你能給予對方，最眞誠豐盛的禮物。

我敬愛的瑜伽老師理查．佛里曼曾說：「瑜伽的練習要透過聆聽來做。」不帶目的性的專注並耐心的聆聽，瑜伽的練習便會自然而然的開展。無論來自外在世界或內心世界的聲音，都要仔細聆聽但不做任何演繹，我們聆聽到的內在世界的聲音，其實是內在對從外在聽到的聲音反映，它們代表著我們對事情的看法。當我們聽到接收別人使用的詞彙和事情的描述，其實也都已包含著自己對事物的見解與意見。

滔滔不絕的演說與優美的形容詞，並不會產生溝通效果，只有確實、專注的聆聽才能夠達到溝通的本意。純粹的聆聽，能帶領我們自然的走向慈悲與心胸開放的境界，聆聽才能促成人與人之間眞正的交流、強化彼此的關係，並且開始自我的轉化。因爲聆聽的本身就是空間，而這樣的空間容許寬容的理解及其衍生的轉變自然的發生。

而瑜伽的練習也是一樣的道理。首先，要練習聆聽呼吸時吸氣與吐氣的聲音，從我們出生吸入第一口氣開始，直到我們吐掉最後一口氣爲止，吸氣與吐氣的循環過程是永恆的進行著。我們需要經過一段長時間的練習傾聽，才能深入了解呼吸的韻律節奏。呼吸如同生命存在的一扇窗，仔細聆聽自己的氣息會自動帶領我們回到當下。簡單的說，生命的維繫仰賴呼吸的進行，無論我們身在何處或正在做什麼，這個過程是不會停止的。

當我們能夠掌握簡潔的呼吸法練習訣竅，並且自在的調整呼吸時，瑜伽的練習便進入不同的層面。藉由不同的坐姿、體位姿勢和調息練習的過程中，我們開始聽到腦海裡充斥的各種片斷想法：對自我的評判、自己喜歡與不喜歡什麼的聲音、期待被注意或被了解的心聲等，還有，無論是否在瑜伽墊上，我們也會聽到自己爲認知不好的行爲所編織的藉口。

單純的傾聽使我們了解到所聽到的各種念頭，其實都是自己編造出來的意見聲音，既不實際存在也沒有根據。對於這些聲音，我們必須練習保持中立，採取既不肯定也不否定的態度。然後慢慢的在每次瑜伽練習的結尾坐定時，你將會發現練習時所產生的天馬行空想法，其實就像煙霧或空中的雲朵一樣，如果試著不去強留任何一個念頭，很快的便來無影去無蹤；就算強留也彷彿是做了一場夢或播放了一部電影，過程中充滿了人物、對話與情節，而全部的戲劇元素都是我們一手編造出來，並在自己的腦海中上演而已。

如此一來，無論處在靜止或動態中，練習就只是純粹的聆聽，而不是對聽到的聲音做出回應，即使離開瑜伽墊，聽者也能夠不去執著外在的意見，並且融入眞實生活中，不受任何戲劇化的心理作用影響。

聆聽練習，是這麼微妙且具有轉化作用的強大能量。當我們在瑜伽練習中聆聽自己的呼吸聲，可以幫助我們感受自己的內在，特別是當生活節奏如此緊湊時，很容易就會忽略自己不同的情緒、感覺，以及身心表現出來的各種癥兆。藉由呼吸練習得到的知識，是內在對外在的映照和感受變清楚的顯現。

練習爲主，知識爲輔

當我們在練習中有所成長，自然會渴望得到更多的知識，可能是不同的練習技巧，也可能是看待身體與心靈不同的系統，又或是難度更高的體位練習。此時要記住一件事——太多的知識對練習未必有幫助，也並非絕對必要。因爲人們很容易對剛得到的新資訊感到著迷，過度追求新的知識、技巧，有時會逐漸變成一種偏執，就像蒐集各種3C產品或最新流行的東西，很容易在追逐不同瑜伽派別或老師的過程中迷失，並且忘記瑜伽練習的本質。

在瑜伽傳統裡存在著不同的觀點和體系，觀察這樣的現象有助培養出非教條式的思維與方法，可以讓我們的練習有著開放的視野而不畫地自限。但這並不意味著眞正的瑜伽練習需要不停的挖掘新的知識、技巧，以及跟不同的老師學習。

眞正的瑜伽練習，不該只執著於正在練習的項目或練習中發生的事情，而是要藉由練習來觀察自己。無論練習的形式、派別、風格是什麼，了解自己才是眞正的目的，同時也是持續在這條路上成長的唯一方法。

有些人說瑜伽不過是健身產業和靈修領域裡另一個快速發展的產物，這個市場提供了許多「異業結合」的選擇，如瑜伽和運動、瑜伽和藝術（舞蹈）、瑜伽和不同的冥想練習、瑜伽和靈修等，就連瑜伽本身也有許多全然不同的派別與練習方式。許多學者、靈性導師、瑜伽練習者對於這種現象引發了激烈的爭辯，瑜伽儼已經成爲一種次文化的表徵，以及主流媒體爭相報導的主題，甚至還具有「秘密宗教」的特質。我想，這是因爲瑜伽的豐富歷史和寬容，展現了不同的面貌來適應各種不同的社會和文化，但這樣的現象難免會爲剛認識瑜伽的初學者帶來困惑。

所有不同形式與派別的瑜伽，說穿了不過是「包裝」而已。這就好比我們到超級市場買麥片時，會發現架上陳列著數十種品牌供顧客挑選，不同的牌子、口味、成分等，像這樣的例子不勝枚舉。但是，我們都有過產品吃起來的味道與外包裝描述完全是兩回事的經驗，它可能會帶給我們失望或意想不到的驚喜。

知識會造成鴻溝，只有練習能整合一切。瑜伽練習是一種活在當下的練習，而這個當下，有可能複雜難解、可能十分奧秘、可能充滿奇妙的感受或悲從中來的湧現，也可能全部的狀況都同時發生。或許你會很想用筆畫一條線或以一把刀來把這些狀況切割開來，但是卻無法做到。我們不需要任何知識，理智會透過分析來認識當下，而瑜伽的練習，即是此時此刻讓我們回到生命的本源。剛開始練習瑜伽時，需要付出絕對的努力、培養紀律與有正確知識的工具來輔助我們練習，如人體解剖學、體位法療癒的理論、呼吸法的覺知練習等。但漸漸的，品味當下會成爲最令人難以抗拒的練習動機，因爲生活裡沒有任何事情比活在當下更令我們感覺圓滿和喜悅。

不妨來做個實驗，下次當你在銀行、郵局、火車票售票口或飛機櫃檯排隊辦理手續時，仔細觀察一下四周，有多少人能夠單純的站在那裡排隊而不做其他的事情。大多數的人，會拿著他們的手機收發簡訊和電子郵件、在臉書上發表評論、閱讀線上即時新聞等；沒有手機的人，則會漫無目的的談論天氣或八卦，並且提出他們的看法，而這些隨口說出的看法，只是浪費精力而已，並不具任何價值。觀察完後再回過頭來檢視自己，當你在排隊時，第一個浮現在腦海裡迫切想做的事情又是什麼？事實上，你的反應可能也跟大多數人一樣。

試問，你能否五分鐘內不使用手機、不閱讀報紙或雜誌來打發時間，只是純粹的坐著或站著而已？我們只能活在這一刻，上天給予的分分秒秒，我們不是在吸氣，便是在吐氣，呼跟吸是無法同時進行的。這份神秘的覺知，強烈且鮮明的引領我們回到生命的核心，而這正是瑜伽爲什麼是超越科技、知識與哲學加起來的總合範圍。

知識是用來輔助練習，除此之外別無他用。我們可以從知識的學習中得到新的啓發，並嘗試採用新的方法來探討人生的眞實目的。雖然我們在練習時會應用新的技術與實驗理論，來觀察覺知的品質與流動，但是任何形式的科技知識或理論，都不該掩蓋或壓倒活在當下的意念。

因此，當我們思考著如何練習或在練習中思考，並且仔細分析練習本身和檢視部分練習，這樣的做法有可能非常實用也很有效益，但絕不能因此犧牲有意識的全面覺醒的品質。當練習時內心燃起新的感受，要非常謹愼不要立即爲它們貼上標籤，或是歸諸於最近嘗試的技術所產生的神奇結果。由於我們永遠都不知道現在這份感受的起因和來源，也許只是單純的練習所產生的感受，所以必須持續觀察，不受任何技術和知識牽絆，因爲知識只是幫助我們走向瑜伽旅途的橋梁，而非旅途本身。

> 知識永遠會造成鴻溝，而練習會整合一切❶。
>
> ——密教和佛教教義作家 丹尼爾・歐迪爾（Daniel Odier）

注釋：

❶Odier, Daniel, *Yoga Spandakarika, The Sacred Texts at the Origins of Tantra*, 2004, Inner Traditions, Rochester, Vermont, xvi

5 找回眞我

每一次的練習都是一趟旅程

學生經常會問我許多問題，其中最常見的有：「瑜伽練習要到什麼階段，才會有一些特別的現象或能力出現？像是柔軟度變好等。」「要怎麼練習，才能得到平靜？」「什麼時候才能做到那個姿勢？」「要花多久的時間，才會變得身強體壯（或變瘦）？」「什麼時候才能改善自己，成爲一個更好的人？」「要花多久的時間，才能感覺到眞正的快樂？」「什麼時候才可以成爲一個瑜伽老師？」等等。

許多練習者都期待從瑜伽練習中獲得好處與成果，以爲這些好處與成果就好比傳說中神秘美麗的飛鳥，某天忽然從空中飛來停在窗檯上，被我們囚禁在鳥籠裡，並且宣稱這是我們飼養的寵物。

這些美好的特質，確實可能會在持續的練習後到來，但它們並非百貨公司陳列的商品，可以任由我們挑選後結帳帶走。練習瑜伽，並不意味著成果一定會出現，某天當我們明白瑜伽練習本身就是果實時，那就表示練習沒有白費。

到底在瑜伽練習中要不要放掉自己塑造的念頭、概念與理論，決定權其實在我們身上。如果能夠學習與問題並存的能力，不急著尋找答案，那麼每次的練習就好比一趟順流而下的旅程。岸邊的美景在清幽壯麗的山谷裡，順著曲折蜿蜒的河流變化，任由河流帶領我們，不預設立場，只寧靜的觀賞。

恆河邊的悲歡離合

前往聖城瓦拉納西旅遊時，最美好的經驗便是在天剛破曉或黃昏時分，搭船來一趟恆河之旅。在夏天才要開始的四月晚春季節，我選擇在傍晚時分搭船遊恆河，當時太陽還沒下山，在天際散發出和煦的光芒。我坐在小船裡隨著船身擺動，船夫懶洋洋的划著船，我望向坐落在恆河西岸旁的石階，有幾座寺廟正在進行儀式，有些人則在河邊清洗東西、沖洗身體或拿瓶罐舀水，準備帶回家敬拜神龕。潺潺的河水聲是絕佳的吸音棉，讓我幾乎聽不到岸上活動的聲音，這令我感覺自己好像戲院裡的觀眾，正在欣賞一齣默劇。當天的時光，就在夕陽緩慢且輕鬆的氛圍中慢慢結束，整座城市好像隨著恆河的流動而輕柔的呼吸。

小船緩緩的來到哈里什昌德拉河壇（Harishchandra Ghat）邊的石階，這是聖城兩個火葬場的其中一個。我請船夫暫時不要划槳，讓船停在原處，方便我看一下這個地方。我看到有三座火葬用的柴堆，一座看起來已經熄滅好一會兒了，第二座正被點燃，第三座則等待著進行儀式。

被白布完全覆蓋包裹的屍體，淋上汽油之後，當火把一碰觸便立即起火燃燒。很多人聚集在火葬場目送親朋好友向塵世告別，等到火葬簡短的儀式完成後，他們便站著一邊喝印度香料奶茶（Chai），一邊聊天。有些人看起來似乎沒有因爲親朋好友的過世而表現出喪親的悲痛，甚至還大聲談笑；小孩則在四周跑來跑去或在河裡玩水，牛羊則泡在水裡消暑。當火化告一個段落，屍體某些尚未完全焚化的部分，順著水流自然的流入河裡。

對於習慣喪禮和告別式在極爲嚴肅的殯儀館靈堂舉辦的我來說，這短短一個小時的觀察，可說是一種沉默的震撼。整個過程既沒有人哀慟欲絕，更沒有戲劇性的誦唸哀悼詞。恆河，這個大地之母的化身，靜靜的躺在那裡，不帶任何審判或遴選，無論破瓦殘礫、垃圾、有生命、已經死去的，或是處在生與死之間的任何事物，祂都慈愛的接納。看到這裡，船身仍在原處隨著河水流動上下起伏，我則坐在船上沉浸在自己的思緒當中，過後才示意船夫繼續前進。

在這趟旅途中，沿著恆河西岸河邊的階梯，許多儀式持續進行著，如爲眾神明與女神舉行的慶典、婚禮、嬰兒出生沐浴、店家開幕等儀式，階梯旁則有許多人在垂釣、聊天、吃著小吃攤的點心、打羽毛球、在臨時搭建的場地玩棒球等，生活在時間這個大舞台上持續進行著。小船順著河流由上往下，經歷了生命的種種樣貌——誕生、死亡、幸福、快樂、悲傷，以及不同階級背景的人互相連繫產生的種種情感表現，生死輪迴永續的運作著。生命裡的點點滴滴都是一件接著一件持續的進行，從恆河岸邊就可以看到人生所有悲歡離合不停循環上演，沒有開場也沒有謝幕。

大地之母見證著這一切，對恆河女神而言，所有發生的事情沒有什麼是神聖不可侵犯的。祂靜靜的躺在這裡千百年，用河水滋養生者並接納亡者，而祂還會繼續躺在這裡廣納眾生百態，直到有一天河水乾涸爲止。

問正確的問題，比找到答案還重要

瓦拉納西這座聖城所流傳的瑜伽，和古印度教的神話傳說、詩歌、哲學共度了數不盡的朝夕。

我在恆河上以旁觀者的角度看過人生的戲碼後，旅程也抵達終點。我踏上岸邊，回到自己原本的生活，這趟旅程是一個美麗、詩意且貼切的人生比喻——小船代表個人，而恆河則是時間，每個人在旅途中所見所聞可能都不盡相同，看到葬禮感受到的哀傷，見證生命的誕生則感覺歡欣鼓舞，但旅途一旦展開就會有結束的一天，當旅途結束時所有的感受都會消失無蹤像做了一場夢。明天太陽升起時，在瓦拉納西的寺廟會舉行更多的慶典，而日落時則會有更多的屍體在火葬場等待火化。

這座城市已有三千多年的歷史，在這當中有多少生命誕生，有多少生命逝去，又有多少生離死別的場面即將發生？我不禁在心裡想著這些問題。這些問題完全盤據了我的腦海，看著河的兩岸，以及在夕陽餘暉照耀下潺潺波動的漣漪，那一刻世界完全靜止了。處在寂靜卻充滿共鳴的那一刻，我覺得大地之母已經給了我答案，眼前的這幅景象無言卻溫暖的穿透、包容了我。就如同其他在我之前來到河邊向大地之母祈求人生解答的無數修道、追尋者一樣，祂接收了我所有的疑問；在我離開之後，祂一樣會靜靜的躺在那裡接納眾生對人生的疑惑和渴求。

自古以來，人類始終懷抱著熱情與渴望，不斷的探索生命的意義，正因爲這份熱情與渴望，引導著瑜伽持續的演化，就像不會熄滅的燭火般，永遠的燃燒著。這個浩瀚的思想縈繞在我的腦海裡，並且覆蓋了我追根究柢的好奇心。我獨自站在亞西河壇（Asi Ghat）邊，感受內在性靈與歷經千百年時光交織而成、色彩繽紛的偉大瑜伽傳統完全連結。

生命就像一道永遠無法解開的謎題，帶領我們到達一個奇妙、神聖的地方，然後啓發了精神與情感上的能量，瑜伽的練習正是如此。我們因爲各種疑惑來到瑜伽墊上練習，有時那些問題本身根本尙未成形，但瑜伽練習卻讓我們看見、探討問題的各個面向，以及揭露我們沒有注意到或隱藏在心靈某個角落的問題。經過一段時間的練習，那些問題便不再是問題或早已消失不見，而這就是確實練習的最好證明。

想要尋求答案是人類的本能之一，而最大的問題就是了解生命的意義與本質，這個問題雖然本身無解，但卻是身爲人類的矛盾和有趣的課題。有人說瑜伽練習就好比成爲勇士的過程，需要活力與勇氣才能戰勝個性中的弱點，邁向修煉的目的。提到勇士很容易讓人連想到一把劍、一個戰場與如史詩般的戰鬥場景，但瑜伽的戰場並非外在的環境裡，而敵人也不在身體或心靈之外。

利劍象徵智慧和知識，在我最喜歡的瑜伽經典《薄伽梵歌》的第四章第四十二節的詩歌中曾經提到：「喔！敬愛的阿朱那（Arjuna）王子，將心中的疑慮以神聖智慧之劍徹底剷除，致力於崇高瑜伽的練習，提升覺知，如同過往追尋眞理的聖者。」你能感受到克里希那這位至聖先師，發自內心對最心愛的學生阿朱那王子的衷心教誨嗎？瑜伽並非透過腦袋來練習，而是要從心出發，因爲戰爭不在戰場上進行，而是在生命的舞台上。

在這個詩句裡所提到的疑慮包括：不安全感、壓迫感、幻覺、錯覺、欲念和毫無根據可言的期望，只要這些存在人們的性格裡，生活就會被期待與欲望所宰制，並因此存在一個無明的狀態，永遠都會有失望與哀傷的陰影。

有一句梵文諺語說道：「眞正的英雄不是能打敗他的敵人，而是能戰勝自己的性格。」這句話同樣也適用在瑜伽勇士的身上。從瑜伽的練習中，透過淨化，我們自純粹的智能與自我的枷鎖中，從根深蒂固、阻礙成長的制約條件中得到解脫。

清晰的思慮與穩定力量，是瑜伽練習送給我們的禮物。雖然這兩者並不像占卜一樣具有神秘的先知能力，但清晰的思慮是內在智慧和對自我的了解知識，而力量則是一份深沉的信念。這是經過一段時間的穩定，才會產生的正確知識和途徑，然後持續練習後滋養成長而來。

無論我們對外追求成爲什麼樣的人，或是想擁有什麼樣的人生，那些特質和境界已經存在於我們的內在。在追尋的過程中，我們經常忘了自己的本性，並且迷失在理想的想像中。透過瑜伽的練習，能夠幫助我們找回眞我，因此在瑜伽的旅程中，跨出去的每一步都不會徒勞無功，因爲我們是朝著眞我邁進。眞我即是眞理、純然的覺知和喜樂，那份喜樂不需要原因，且沒有前提，它既是現實的眞諦，也是這個世界的唯一支柱。這樣的人生值得我們追求，或者簡單的說，追求朝向覺醒的是唯一眞實的人生。

> 我們永遠無法完全理解神話，但因此不去嘗試就是膽怯的表現❶。
>
> ——印度哲學學者、作家 溫蒂・多尼格（Wendy Doniger）

注釋：

❶Doniger O' Flaherty, *Wendy, Other People's Myths, The Cave of Echoes*, 1998, The University of Chicago Press, 25

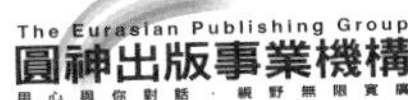
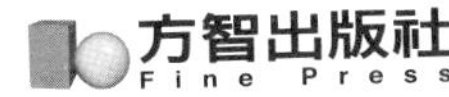

http://www.booklife.com.tw

inquiries@mail.eurasian.com.tw

自信人生 100

瑜伽，遇見真我的進行式

作　　者／Rachel Tsai
翻　　譯／蔣璨瑩
發 行 人／簡志忠
出 版 者／方智出版社股份有限公司
地　　址／台北市南京東路四段50號6樓之1
電　　話／（02）2579-6600・2579-8800・2570-3939
傳　　真／（02）2579-0338・2577-3220・2570-3636
郵撥帳號／13633081　方智出版社股份有限公司
總 編 輯／陳秋月
資深主編／賴良珠
責任編輯／張瑋珍
美術編輯／劉嘉慧
行銷企畫／吳幸芳・施伊姿
專案企畫／賴真真
印務統籌／林永潔
監　　印／高榮祥
校　　對／柳怡如
排　　版／杜易蓉
經 銷 商／叩應股份有限公司
法律顧問／圓神出版事業機構法律顧問　蕭雄淋律師
印　　刷／祥峰印刷廠
2012年7月　初版

定價 280元

ISBN 978-986-175-273-0

你本來就應該得到生命所必須給你的一切美好！
祕密，就是過去、現在和未來的一切解答。

——《The Secret 祕密》

國家圖書館出版品預行編目資料

瑜伽，遇見真我的進行式 / Rachel Tsai 著.
-- 初版 -- 臺北市：方智，2012.7
192面；14.8×20.8公分 --（自信人生；100）
ISBN：978-986-175-273-0（平裝）

1. 瑜伽 2. 靈修

411.15 101010026